帶著尊嚴離開的臨終選擇

不在病床上說再見。

欧米に寝たきり老人はいない

自分で決める人生最後の医療

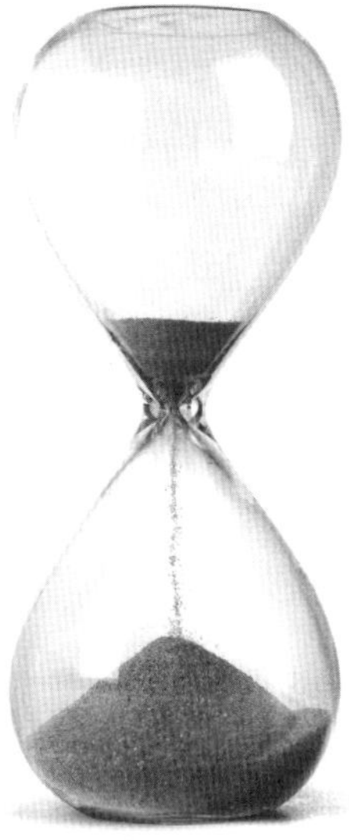

宮本顯二
宮本禮子——著

譯——高品薰

Content

Content

第6章 為了迎來期望中的告別方式 201

專文推薦

關心生命品質，掌握自己的生命主權

臺北市立聯合醫院社工室主任　田麗珠

這是一本適合關心生命品質、善終圓滿的人閱讀的書籍，作者是兩位醫師，從臨床所見反思臨終醫療與醫療照護的盲點，又參考歐美各國的經驗，提供相當豐富深入的分析與建議。

本書很可貴的是，作者能用淺顯易懂的方式，介紹生命末期常見的一些現象及醫療處置的意義，幫助讀者跨越醫療知識的鴻溝，能夠真切地了解臨終照顧的相關議題，因此，本書適合一般民眾、家庭照顧者、長期照顧工作者閱讀，又因其淺顯易懂的優點，亦可用於醫療團隊人員向民眾解說時的參考。

疾病與意外時常無預警地將人推向生命的死蔭幽谷，很多時候，我們沒有機會表達自己想要或不想要的治療（例如陷入昏迷、意識不清……等情況），而必須由家人代為做各種醫療選擇。我國在今年（二〇一六年）公布的「病人自主權利法」，除了保障病人的知情選擇權以外，特別透過簽署「預立醫療決定」（advance decision），讓個人的選擇權得到尊重與保護。

預立醫療決定所討論的對於生命價值觀、維持生命治療、人工營養與流體餵養、善終等議題，在本書中有相當深入的討論，相信本書對於想掌握自己生命主權、想進一步了解預立醫療決定內涵的讀者會很有幫助。

專文推薦

重新回到能夠安詳辭世的世界

牙醫師、作家、環保志工　李偉文

這是當下臺灣最需要的一本書，不管是對每個人，乃至於整個社會國家，包括了長期照護臨終醫療與社會資源的合理分配，《不在病床上說再見》所提到的課題是我們最好的參考書。

因為日本的文化習俗、社會發展，乃至於個人或家族的生命態度與價值觀，都跟臺灣很類似，因此，當日本現在所處超高齡社會所面對的問題，也即將是臺灣未來的挑戰，只是日本花了三十多年才變得這麼老，而臺灣從今年起以每年增加百分之一高齡人口的速度，會在十年之內趕上日本，我們只有非常短的時間來因應從制度、軟硬體設施到個人觀念的改變，在此危急存亡之秋，這本書的確是場及時雨。

作者以醫師的立場與親身經驗，懇切地訴之以情、說之以理，期盼能改變民眾的價值觀，讓每個即將臨終的長者擁有安詳辭世的尊嚴，而不是被五花大綁、全身插滿管子，痛苦異常地離開這個世界。

作者很明白地指出，「只要人活著就好」只不過是還健康的人自私的行為而已，他質疑家屬及醫療人員把自己不想遭受的待遇，用在無法開口的老人家身上，這究竟是為了誰呢？

日本媒體這些年來常常報導的「年金寄生蟲」，其實多年來在臺灣也成為隱而不宣的秘密，尤其那些軍公教退休的高齡長者，三年五年，甚至十多年全身插滿管子躺在醫院或安養院裡，痛苦又毫無生活品質，真的是生不如死，但是為了那七、八萬或者十來萬的終生俸，子女「捨不得」讓父母好好安息。

現在醫療科技的進步，不管是葉克膜或人工呼吸器，的確可以讓人死不了，無論如何至少能夠維持著呼吸心跳，但是對於臨終高齡的長者而言，這些所謂的「延命醫療」其實不是在延長生命，而是拖長了死亡的痛苦過程。自古以來，我們最狠的詛咒是罵人不得好死，但是，為何有這麼多子女忍心讓自己的父母不得好死呢？

作者也從醫學角度詳細描述了一個人最理想的死亡的過程，其中特別強調人會自然而然地減少進食，在身體沒有負擔的情況下安詳辭世，因此他非常反對臨終前的胃造口接管餵食、甚至靜脈注射點滴，因為這只會增加身體的痛苦與延長死亡。

現代醫療科技的突飛猛進大約始自二次世界大戰之後，以前的人絕大部分都是在家過世，但是這幾十年來，幾乎所有人都是在醫院死亡。甚至現在的死亡診斷已無法接受自然死亡這樣的觀念，換句話說，現代人已經沒有權利享受「無疾而終」這種人間最大的福分，醫療體系無論如何都要為每一個人安上一種死亡病因才甘願。

面對超高齡社會的來臨，希望藉由這本書重新審視臨終醫療體制，讓我們每個人，以及我們的社會，得以回到那個擁有安詳辭世權利的世界。

專文推薦

勇於面對老病，拒當生命的延畢生

陽明大學附設醫院醫師
推廣善生善終理念的重症醫師　陳秀丹

人生自古誰無死，偏偏有人夢想用現代化的醫療延長末期病人的生命，美其名是救病人救到最後一秒鐘，最終又得到什麼呢？

《天下雜誌》曾與「三九三公民平台」合作，調查臺灣臨終前的醫療狀況，揭開了臺灣醫療另類的第一，如臺灣加護病房的密度全世界第一，這不是臺灣人的驕傲，而是醫療資源的濫用與對生命尊嚴的漠視，讓許多將死之人平白受苦。臺灣長期依賴呼吸器維生的人數是美國的五．八倍，而美國的人口是我們的十幾倍，這也是另類的第一。臺灣每年總數二、三萬靠呼吸器維生的病人中，絕大多數是意識不清、超過七十歲的長者，甚至有人用到一百多歲，這種機器人瑞，真的是幸福嗎？

二〇一四年《*CRITICAL CARE MEDICINE*》有一篇文章提到「什麼時候加護病房的醫師必須確保病人死得有尊嚴」？第一、危急重病的器官功能障礙無法治療；第二、沒有辦法達到治療的目標；第三、維生醫療所產生的結果很可能跟病人的價值觀不一致。有責任感的重症醫師面臨上述其中任何一種情境時，就必須考慮維生設備的不給與撤除，讓病人保有善終。

先進國家的醫師公會明文告知會員，不可持續已被証實是無效的醫療行為，然而臺灣因特殊的健保給付制度與醫病關係不佳，有超過五成的醫師為了避免醫療糾紛而實施無效醫療。臺灣號稱洗腎王國，癌末、意識不清、長期臥床、氣切的病人還在洗腎，看在外國人眼裡，簡直是人間煉獄。

根據二〇一〇年和二〇一五年英國《經濟學人》全球死亡品質指數調查，前三名分別是英國、澳洲與紐西蘭。本人在二〇〇九年四月造訪紐西蘭奧克蘭城市醫院，為來自英國、澳洲、紐西蘭的醫師介紹臺灣的醫療現況，當場就被這群醫師公開質疑，他們說我是好醫師，可是臺灣的醫師為什麼這麼壞，把病人折磨得這樣慘？

臨床上發現，平日孝順父母者，比較能接受父母的自然死；平日不在身邊的子女，較無法感受父母因老病產生的壓力與痛苦，到了緊要關頭常會主張急救到底。當父母吞嚥功能不好，一吃就嗆，主張插鼻胃管的人會說：「沒有營養怎麼行？不能被餓死呀！」一走一趟安養院或醫院，您會發現這是一個老人被綑綁的社會。許多的研究指出：

為重度失智的病人插鼻胃管或胃造口，無法增加存活率，也不能降低吸入性肺炎的機會，因為口水二十四小時都在分泌，而口水嗆到就是吸入性肺炎的原因之一。

曾經目睹一位老先生的哭訴，他說：「醫師，我又沒做壞事，為什麼把我綁起來？」也曾聽聞一日被插三次鼻胃管的恐怖事件，難道這不是另類的虐待老人嗎？孝順兩個字，如果沒做到順從父母不被插管的意願，怎能稱得上孝順？真正的愛是「給愛的人沒煩惱，被愛的人沒痛苦」，如果是連我們自己都不喜歡的醫療處置，我們憑什麼以愛為名把這些強加給我們所愛的人呢？

亞里布維曾說：「生命的意義不在於時間的長短，而在思想行動力的衡量。」人活著不只是為了維持一口氣，能感受生命的美好才是真正的活著。放下心中的執念，讓生命回歸正常的軌道，不妨礙自然死，也不做生命的「延畢生」，人生大戲才精彩。

宮本顯二與宮本禮子醫師的著作《不在病床上說再見》與本人主張的「向殘酷的仁慈說再見」相契合，透過這本書，您可看到先進國家對生命的尊重與實際做法，我很誠摯地推薦給您！

專文推薦

讓台灣成為真正病有所安、老有所終的美麗島

奇美醫學中心奇恩病房主任
台灣高齡照護暨教育協會理事　陳炳仁

試著想像，自己只有兩三年可以活，您想要怎麼被對待？如果即將告別人世的換成是您的親人，您又想要怎麼對待他／她？更甚者，如果這位親人已經不能行走、忘記自己是誰，您為親人的選擇又會有什麼改變嗎？

這些問題，曾身為失智病人家屬的我，一直到自己因此出國進修、罹病爺爺過世後，我才逐漸有所領悟，那是二〇一〇年的夏天，台灣在前一年通過非癌症病人可以接受健保的安寧緩和療護服務，但即使我有相關的專業訓練背景、也熟悉許多服務資源，在親身經歷自己爺爺生命末期照顧的過程裡，彼時台灣的醫療現場仍沒有充足的失智症安寧照護服務。

在我每天的醫院臨床工作中，偶爾會看到「一個病房，兩個世界」：一席圍簾的兩側，同樣是重度失智且大部分時間臥床坐輪椅的病人因急性問題住院，但兩人的表情愉

悅與肢體緊繃程度卻是天壤之別，其中一邊有親人在講話給病人聽的同時由口慢慢地餵食，病人邊微笑邊捏握著掌中手工製的布球；另一邊則是由戴著耳機聽著音樂的看護熟練地用鼻胃管灌食，病人手上卻套著網球拍狀的保護套約束著，只為了防範病人不注意自拔灌食管。

每當回想自己參訪英國、丹麥、荷蘭、澳洲的醫療與長照機構時的經驗，正如本書兩位日本夫妻檔醫師所描述的，那種同樣活在地球、卻身處「兩個世界」的感受更為強烈。本書討論甚多高齡者、失智患者在嚴重失能、認知退化至生活無法自理、甚至臥床時，是否要施予人工營養及水分（包括插鼻胃管、腹部腸胃造瘻管灌食、打點滴）？感染時是否一定要住院不斷使用更後線的抗生素治療？在歐美與亞洲族群的想法、社會氛圍、醫療服務制度的設計，有著巨大的落差。

回國後致力於推廣宣導失智症與衰弱老人的緩和醫療照護知能的我，看到這本書將日本近十幾年高齡者失能失智至臨終的醫療照護過程所面對的困境與省思整理出來，並蒐集歐美澳等國的對照，便有種共感同在、巧逢知音的強烈激動，希望可以讓更多讀者知曉這些現況並帶來轉變的契機。

二戰之後世界許多國家在法律、行政制度中服膺著生命絕對保護原則，台灣與日本醫療現場大部分承襲著這種延命至上的信念，加上醫病關係偏向醫療專業人員父權主義（paternalism）、華人文化中以家族倫理而非個人意志為重的傳統，至今醫療人員與家屬時常還是主導醫療照護決策的角色。然而，過去我們習以為常的各種延命醫療介入後，所換來生命長度的增長，卻可能沒有看重其中病人自主意願、主體的感受與生活品質的評估，更甚者，如作者所言，現代醫療難道可以不尊重高齡者的自主性，以及在漫長人生中構築累積而成的生死觀，取而代之替他們改變生命暮年時的軌跡與面貌嗎？

反觀歐美澳國家，民眾個人不會單純陷入「長壽」的年歲迷思，重點擺在追求擁有豐富且有自主尊嚴的健康餘命，而不是失能臥床的苟延殘喘，整個社會氣氛、醫療照護服務、法規制度更設法用積極的作為與措施，承受一定的風險（跌倒、走失、生命自然縮短）來實現人身基本的自由與尊嚴。而且說到底，最長壽的日本民族平均壽命，並沒有比上述歐洲先進國家高多少。

我們不應該以年歲已高而有治療歧視，也就是不能剝奪生活活動、器官機能都還很好的高齡者奮力一搏的機會，但也不該對高齡者有著如同一般成年人罹病的相同期待、甚至讓一知半解或只顧生理數據卻忘了整體功能的思考，蒙蔽了符合倫理的醫療決策。很多時候我們必須領悟，「死亡並非醫師的最大敵人，活著並非病人必然的最佳利益」，與其拚盡全力避免死亡的到來，不如把握機會思考自己怎樣才算真正「活著」！

台灣人口老化速度逼近日本，面對高齡社會醫療照護的挑戰中，我國相較日本在法制面與醫療服務面仍有幾處領先：首先，台灣在二〇〇〇年通過亞洲首部自然死法案〈安寧緩和醫療條例〉，讓末期病人有拒絕心肺復甦術與維生醫療的權利，日本因為沒有相同性質的法律，醫師因此害怕法律糾紛，更不敢根據倫理判斷進行不予或撤除維生醫療措施，而沿用防禦性醫療。再者，日本醫療保險中的安寧緩和療護沒有涵蓋癌症與愛滋病之外的非癌疾病病人，所以醫療人員對失智症、器官衰竭或衰弱老人的生命軌跡、末期存活預估與安寧療護提供的時機與服務操作較不熟悉，反觀台灣健保從二〇〇九年通過非癌症病人之安寧療護服務給付後，各醫療院所執行的知能亦逐漸成長。

二〇一六年初公布、三年後實施的「病人自主權利法」更是亞洲另一項創舉，讓醫療照護體系提供病人預前醫療照護諮詢有了法定的規範，並讓病人的預立醫療決定在末期之外的極重度失智、不可逆的昏迷、植物人等狀況得以生效以拒絕維生醫療，並留有中央主管機關未來將更多疾病狀態入法的空間，未來推廣與執行若逐步落實，可以讓國人的生命在失智失能後的軌跡與面貌，更有品質與尊嚴。

日本在生命晚期醫療照護的困境及醫院醫療支出透支導致系統崩壞，而轉向社區在宅醫療照護連攜的殷鑑不遠，小英政府的長照二．〇計畫若只許成功不許失敗，更應強化高齡者的生命教育、活力老化，鼓勵其預立醫療決定，並著墨於醫療與照護的整合與接軌，以社區化、連續性的健康促進與醫療照護，打造台灣成為真正病有所安、老有所終的美麗島。

Point

本文作者與國內跨領域實務專家共同完成的衛生福利部〈失智症安寧緩和醫療照護指引〉剛於二〇一六年十月底出版，全文可連結以下網址下載：http://goo.gl/byhQMP

專文推薦

給至愛之人圓滿的善終，而不是痛苦的喪鐘

臺中慈濟醫院胸腔暨重症專科醫師　黃軒

站在床邊走動的人，無法決定躺在病床不動的人好生好死，因為病重死亡的不舒服，是完全由躺者在現場承受的。別忘了，因為不捨，你也許「給至愛的人痛苦的喪鐘，而不是圓滿的善終」。有沒有想過，等以後我們老了，我們的子女又反覆如此決定，拖住了你躺在床上的生命呢？這回輪到我們自己躺在病床上說再見了，這樣好嗎？其實很想告訴大家，很多病重的人，很多根本都來不及說再見呢！而各位讀者，認為自己來得及嗎？那可能只是你以自己以為的方式正在進行而已……

本書的兩位作者都是日本醫生，他們看到了很多失智老人都是任人擺佈，這個處於東方的文化，原來不只日本如此，臺灣亦是如此。我曾經遇到一個老婆婆告訴我她不想回家，因為她不想穿紙尿褲，但他的家人告訴她不穿紙尿褲，她就不可以回家。我問過她的家人為什麼？因為老婆婆會一直尿失禁，他們家人會受不了，家裡全部都是尿騷味。當我告知這十幾年的尿失禁是可以治療的，只要動個小手術，把膀胱無力改變一下

即可；他們哭了，而且哭得很後悔。

因為，不是躺在床上的人，我們都是用自己以為理所當然的想法去照顧，儘管那些都違反老人家的意願，更不用說去好好感受、了解尿失禁是可以治癒的，也不敢奢想老婆婆可以天天和家人相處。總之，一切都來不及了，因為老婆婆最後一次從安養中心送來我這裡的加護病房，一個眼神都未張開過，更未說再見就任由緊急醫療常規處置，身上到處都是急救後的瘀青，只因為家人說捨不得，一定要搶救到底！這場景就類似書中所說，日本臨終醫療的真實情況：強行續命只是苟延殘喘、臥床的折磨，以及無視本人及家屬意願的現狀。

臺灣有許多簽署不施行心肺復甦術（DNR）意願書的人，但常常只有百分之五的人能真正善終，這是為什麼呢？這就是因為太多「刻板化的臨終醫療」，我們都認為反正可以到最後一天再來決定，或平常雖然知道死亡遲早會到來，也知道有DNR，卻不先和家人分享和討論。然後，到了至愛親人躺在床上昏迷時，卻又拿回決定權，再次給自己家人過度醫療。所以，並不是人人都能享有現今醫療帶來的奇蹟，日本人如此，臺灣人亦然。

書中提到「阻礙安祥善終的各種原因」，其實就是強行延命的措施，以此去對待躺在床上的人，作者歸納成五大原因：

第一，「一條生命的重要性，更勝整個地球」的觀念。因此，有些家屬便有了如下的想法：不管成了什麼樣子，只要活著就好（記得，這是家屬的想法，而躺下的病人其實早已放棄了。受痛苦折磨的人，不用太多想法，他們只想要好好善終，離開痛苦折磨而已！）。

第二，任由別人來決定，真的好嗎？如果不知道本人的意願，絕大多數家屬都會選擇延命（還是家屬的決定，可憐的是病人），這是不難理解的人性弱點。

第三，單純為了領取老人年金而堅持延命，這在臺灣是會見到的。子女為了那些錢，只要長輩一天不死，就是有錢領，子女為了錢，還是期待有人工呼吸器，可以讓整天躺在床上的人活久一點，錢就可以多拿一點。

第四，醫師怕家屬提告的危險性。畢竟能夠控告醫生的通常是家屬，而不是躺在床上的人，不是嗎！所以醫師就會用標準作業流程，完成一次又一次的延命措施，對病床上的人極力插管。

第五，醫護人員、病人和家人之間缺乏情感上的溝通，各為了一己之私（感情上的不捨或其它），將自己也不願承受的無效醫療之苦，加諸在這些無法表達意願的高齡患者身上，令其承受折磨至嚥氣。

唉！這些臨終狀況，大大小小的嘆氣都描述不完的。因為當我閱讀這本書時，在我腦海中浮現的是一個又一個老奶奶、老爺爺，他們生命最後關頭是在病床上過著掙扎的日子，眼前這些人，就是明日的我們。

真期待「不在病床上說再見」不只是說說而已，而是每個人能具體執行實現的幸福，畢竟人世間除了生死善終，其他皆是小事。可以跟自己親愛的人說再見，而不在病床上，想達成這一點，看來大家得好好分享、好好溝通了。

末祝：真情投入生命，人人就會行善、並得善至終，而這，才是真正善終。

序　章

寧靜安詳的謝幕

- 在談論自然善終的議題之前
- 我們接觸到高齡者臨終醫療的原因

在談論自然善終的議題之前──®

上了年紀，任何人都將碰到臨終醫療相關的問題。雖說現代醫學日夜突飛猛進，我們仍不得不好好考慮自己該如何安排臨終階段的種種。相信每個人都希望能好好地向親愛的家人說聲「謝謝你，再見了」，然後平靜安詳地告別生命。但是，現代醫學並不能保證這一點。更常見到的是，意識不清也不能言語，臥病在床、包著尿布，僅能從口中的塑膠管灌入營養品，苟延性命一年又一年。抽痰是很痛苦的，手腳被綁住也是常有的。用這模樣來做人生的謝幕，又有誰願意呢？

事實上，任何一個在高齡者醫療環境工作的人，都能摸著良心宣告自己絕對不要這樣的結果。

正因我們有幸生在這樣和平的年代，才更應該好好打點自己的臨終階段。

俗話說：「結尾收得好，故事才精彩。」怎麼樣收尾，就是如此重要。為了能心滿意足地結束這段人生，我們有必要認真地考量臨終醫療的內容。

確實，針對現今常見的「以延命措施來讓無行為能力的高齡者漫長地活下去，最後飽受醫療之苦後死去」的問題，醫療界也必須負一部分的責任，但是，社會中的茫茫眾生不曾考慮過自己是如何活著、想要迎接什麼樣的死亡，才是至今未解的難題。

我們在《讀賣新聞》的網站「yomiDr.」上開闢了一個專欄，叫做「現在就來思考高齡者的臨終醫療吧！」，於二〇一二年六月至九月，連載了十二回。所幸迴響頗大，也獲得許多來自各界的意見與感想。藉由向更多人說明、解釋，讓社會所習慣採用的高齡者延命問題能盡早有所解決，正是我們出版本書的出發點。

此時此刻，仍有許多患者躺在床上受到延命措施的擺佈，承受難言的痛苦。有些患者，明天正要開始被施以延命醫療。這是生死相關的大事，我們必須更認真地，抱持絕對的責任心，盡快地妥善解決這個問題才行。也為了讓自己能夠得到一個滿意的結局，讓我們一起來思考關於高齡者的臨終醫療，究竟該是什麼模樣。

我們接觸到高齡者臨終醫療的原因——Ⓡ

我們夫婦同為內科醫師，我先生是肺部病理的專科醫師，而我則專長於失智症。

二〇〇六年的某天，我們有幸參加了位於日本岡山縣的失智症專科醫院「Kinoko-espoir醫院」主治醫師（已故的藤澤嘉勝先生）的演講活動。當時藤澤醫師提到：「在瑞典的失智症醫療中心裡，甚至有患者每天穿著西裝，過著跟患病前完全無異的生活。敝院採納了瑞典的醫療看護方式，患者們的生活品質比以往大幅提升。」

能讓失智症患者的生活品質大幅提升的醫療方式，究竟是什麼樣子，我們夫婦不由得前往見習取經。只見療養院中，擺放了許多古樸的一般家具和生活用品，營造出高齡者們原本住家的氣息。由於看護士們採取尊重本人意見的立場，僅隨時提供適當的協助，每位長者都有著愉快的笑容及穩定的情緒，由於療養院不使用鎮靜劑類的藥品，在院的患者都能保有屬於自己的尊嚴與意志。自此刻開始，「Kinoko-espoir 醫院」就成了我的失智症醫療的原點。

自那之後，我始終抱持有朝一日必定赴瑞典見習的念頭，正巧於二〇〇七年，先生將前往瑞典參加歐洲醫療呼吸器學會，邀我一同前往，我喜出望外地與 Kinoko-espoir 醫院聯絡，經由他們介紹了安妮卡．塔克曼這位老年科的女醫師，她是在一九八七年開闢了瑞典第一個記憶醫療科的失智症醫療界專家。在瑞典，自一九八〇年代起，精神科之外的老年科醫師、一般開業醫師，都具備了接受失智症患者就診的環境。當時塔克曼醫師正好退休，每週僅在醫療院所出診三天，因此其它的整整四天，她帶領我到各處失智症專科醫院及相關設施見習參觀。先生在學會結束之後，也加入了我們的見習行列。

塔克曼醫師以不疾不徐且溫柔仔細的英文，一一為我說明、介紹失智症的醫療及看護相關的各種資訊。其中有段話令我印象深刻，「在瑞典，高齡者就算開始無法進食，也不會做點滴或插管灌食，就自然地吃一點點、喝一點點，平靜地迎接死亡。我的父親也是這樣自然過世的，在離開前一天，還能和家人自然地談話，他的最後謝幕是如此寧靜安詳。」她如此告訴我。

在日本，高齡者邁向人生最後階段時，如果無法進食，採取點滴或灌食等手法簡直有如理所當然。對於連點滴都不打的做法，我感到相當震驚。然而，塔克曼醫師反問我：「躺在床上靠點滴苟延殘喘的人生，有什麼意義和必要嗎？」接著她說：「瑞典在很久以前，也會在高齡者無法進食後，施以點滴和灌食，然而我們花費二十年的努力，改變了過去的臨終醫療。」

曾以為日本和歐美醫療並駕齊驅的我，只能說震驚再三。再者，早在二〇〇〇年時，歐美醫療界便也常見勸導放棄對臨終高齡患者施用點滴及插管灌食的論文，這又再次使我大大地驚愕。在去到瑞典之前，我也認為，不管眼前的患者狀態如何，我們就是必須用盡各種方法為患者延續生命。也因此，毫無意識的高齡者，在肺炎反覆爆發的情況下，每個月將負擔百萬日幣以上的醫療費，我總是只能在心中琢磨著：「為了一個已經沒有意識的人，無止境地花費這麼多錢真的好嗎……這樣對本人來說真的好嗎……」然後繼續提供醫療。

經過對失智症的學習，我不由得開始思考日本的高齡者臨終醫療的現況與未來。現在回想起來，塔克曼醫師曾數度前來日本，對日本的高齡者臨終醫療實情知之甚詳，當時對我的種種教導，也許也帶著幾分期待我在日本做些什麼努力的意味在吧。

以瑞典之行為契機，我就這樣一頭栽入了高齡者臨終醫療的世界裡，從此再也抽不開身。

此外，這本書是由我與先生兩人共同執筆，由我負責的內容會標示禮子（REIKO）的Ⓡ，由先生顯二（KENJI）所負責的內容將會標示Ⓚ。而標示了信件符號的內容，則是來自部落格的讀者來信。

第1章

臨終醫療的真實情況

- 連醫界人士都不想面臨的「飽受折磨的臨終醫療」
- 來自醫療現場的一封信：強行續命只是「生財工具」？
- 太空人與臥病在床的老人——名為臥床的折磨
- 解開急救室裡為何大多是老人之謎
- 無視本人及家屬意願，這樣真的好嗎？
- 讓人無法自然迎接死亡的醫療系統
- 不願為長輩延命而引發的家族內部糾紛

連醫界人士都不想面臨的「飽受折磨的臨終醫療」——Ⓡ

在我前去瑞典取經的二〇〇七年，當時的日本，對已無法自行進食的高齡者施以點滴或插管灌食都是非常理所當然的事。我也曾認為現代醫療就是應該這樣給與患者支持。約莫二〇〇〇年開始，胃造口（腸造口）導食管開始普及，這麼一來，患者們將可自鼻腔通管灌食的苦痛中解放，是大好的消息。對我來說，不施以點滴和營養灌食，讓高齡患者自然迎來生命終點的想法，可說是想也沒想過。

不過，仔細再想想，在我幼少時，家裡及附近的老人，到了已無法進食的階段時，都是家人榨些蘋果汁讓老人含在口中，只採取這麼簡單的支援和照護，即使如此，也從沒聽過因口渴或飢餓而痛苦的例子。早年日本的臨終期處理，和現今的瑞典不謀而合，這是我重新認識到的一大發現。

從不施作點滴和營養灌食的瑞典回到日本，我在當時工作的醫院巡視了一番，發現大多都是長臥不起的老人，還能夠與人對話的患者可說少之又少。來自外國的醫師在參觀高齡者病房時，似乎都會驚訝於日本的醫院中，竟有如此大量意識不清的長臥老人。

在某家醫院的高齡者病房中，有七成的患者正長期接受營養灌食或靜脈注射（自粗血管中注射高濃度營養點滴）。其中更有半數患者，為了避免濃痰瘀結，做了氣管切開的手術插入塑膠管，讓護理師每隔幾個小時就來抽痰。抽痰時，對患者會造成巨大的痛苦。每兩週我會為患者更換塑膠管，連意識不清、無行為能力的患者，在這種時候都會痛苦得全身顫抖。那情況讓我感到自己彷彿是在折磨他人。看著生活中毫無正面事物，僅留下無盡苦痛的患者，我不免浮現疑問：「這人想必也不願意以這個狀態迎接人生的終點吧！」因此，心中總是對患者抱著莫名的歉意。

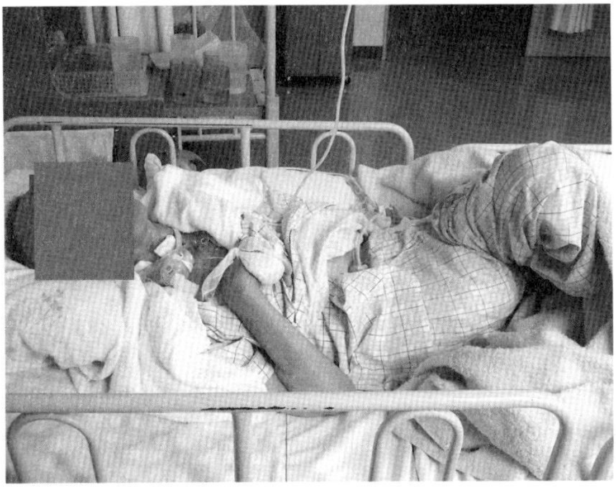

在日本的高齡者病房中，接受氣切及胃造口導食管的患者。由於長期臥床，手腳都已萎縮變形。

◆「求求你，就放了我吧！」

這是在以前執業過的醫院裡發生的故事。某位進入安老院的八十六歲男性，因為肺炎被送到醫院來。由於他會拔掉點滴，所以兩手都被粗繩綁在病床的護欄上。接著，他會拚命想要坐起來，因此身體也被拘束帶綁在床上，拘束帶甚至還上了鎖。這麼一來，患者連翻身都是不可能的事了。

我在例行巡診鄰床的病人時，聽到那位患者用極為悲憤的聲音叫喊著：「求求你，就放了我吧！」過不了幾週，那位患者就過世了。我不是他的主治醫生，沒有權力治療及中止拘束他身體的行為，但對於那位在痛苦的身心環境中辭世的患者，至今我仍感到罪惡感。

塔克曼醫師說過，「在瑞典，不會有非要束縛患者的身體也要進行的治療行為。」在我的醫療人生中，到那時為止，原本也都認為：因為患者不時會拔掉點滴的針管，為了進行醫療，綁住他們的身體也是不得不做的選擇。但現今我已改觀：「即使能夠治療一部分的病情，醫療也不可綁縛患者的身體，奪走他們的意志。」這是我現在的主張。被捆綁是非常折磨人身心的事，尤其是對失去尊嚴感到恐懼，因身體虛弱、老化，格外害怕暴力侵犯的高齡者，如果是非綁不可的治療，那還不如別治療，傷害反而較小。

現今的日本，即使看不到治癒的希望，為了治療仍舊插上呼吸器的病例到處都有。為了避免患者因痛苦而拔掉氣切管，必須將他們的雙手綁住，氣切後也無法發出聲音。長時間的痛苦，讓他們僅能瞪大了眼睛，用眨眼來求救。一位護理師曾憤怒地對我說：「難道這一切是正常的嗎？如果是，那醫療簡直是把高齡者的醫療，當成生財工具！」

進入臨終階段，由於身體的代謝和循環狀態每況愈下，幾乎所有患者都會出現褥瘡，並且不斷惡化。在高齡者病房工作過的業界人士，絕大多數都會說自己將來不要接受如此折磨的醫療。甚至還有護理師因此對年齡增長感到恐懼。我認為，現今真的需要一種能夠讓人安心老去的醫療才行。

延命醫療只是多管閒事

「人的一生，難道不是應該以人的身分活到最後，以人的身分死去嗎？」得了失智症，吃好吃的東西也品嚐不出美味，連下半身各種排泄問題都得借他人之手才活得下去，對本人和身邊的人來說，豈不是只有痛苦而已嗎。

在我們加州這邊，來日無多的老人，會從以治療為主的醫院，搬到安寧病房，接受以患者能和家人一起安詳迎接告別為目的的安排。這是既符合實際性，又充滿人情味，使人感到溫馨和心靈治癒的醫療措施。

在此沉痛地呼籲人們醒悟過來，生命維持裝置帶來的人道主義或博愛主義只是一種錯覺！為了保有每個人的人性和尊嚴，所有人都應該正面面對：已無治癒希望的高齡者擁有接受死亡的權利。絕大多數長輩，都寧願在不造成子女或孫兒輩負擔的情況下，安享天年，時候到了能夠有尊嚴的告別。以人工的方式做各種強行延命醫療，只是一種破壞生命尊嚴、不可饒恕的多管閒事罷了。

——加木久毛子

來自醫療現場的一封信：強行續命只是「生財工具」？——Ⓡ

有天我收到了一封信，來自一位於札幌市內某醫院工作的同業。

我在這家醫院工作已經五年了。我是為了胃造口導食管這個議題而寫信來的。

碰到已經不具有人類的正常機能，狀況彷彿植物一般的老人時，向患者的家人解釋胃造口導食管，他們經常是無法理解的。碰到這種情形，醫師總是對患者家屬說「有些患者在做了胃造口之後，逐漸恢復了進食的能力」，這麼一來，那些家屬們喜上眉梢，紛紛搶著請醫生施行手術：「醫生拜託你了！」於是，患者們腹部的造口就這麼一個接一個挖了出來。而因為接受胃造口導食而恢復進食能力的患者，這五年來，我一個也沒見過。連一個好消息都沒有，倒是聽過很多家屬為了支付龐大的醫藥費，被過勞的工作壓得喘不過氣來，甚至也有轉入特種行業以賺取更多金錢的例子。

這真的是適當的醫療嗎？身而為人的尊嚴，以及能夠以人的身分自然死亡的環境，都是我們醫療從業人員的使命。您知道嗎，延命的醫療措施，甚至被人諷刺說是醫院的生財工具。請求您務必在社會上將這個議題傳達出去。

今年終於鼓起勇氣提筆一書，周遭的朋友也都與我同樣想法。

再來，我熟識的醫師也寄來了如下內容的電子郵件：

晚安。我今日正好值班。胃造口、靜脈點滴、監控螢幕、尿袋、拘束帶等等，我看著一位全身插滿各種塑膠管，身上接滿了儀器，躺臥在病床上的老人，那孤伶伶的身影，讓人心頭充滿難過的情緒。值班室既寬又閒著沒事做，格外感到空虛。我人微言輕，發揮不出什麼影響力，但再怎麼樣，就算只能幫助我自己的患者，我也都用盡心思不讓他們受到這種悲慘又難熬的折磨。

臨終期的醫療，需要來自法律、專業判斷的制定，也需要患者本人在有意識情況下做的決定，但是我們身為醫師、身為患者的家屬，都應該找出一條路，能夠讓患者的人生結束得更像一個人，我認為這是我們刻不容緩的難題。

◆在醫療現場不允許議論「延命措施」

我想，在醫療院所各級的職員中，和我這位醫師朋友有同樣想法的人應不在少數。但是，在真正的醫療現場，卻幾乎從未聽過有人對無效的延命措施提出質疑之聲。此外自醫師的視點來說，近來終於開始看到一部分的醫師學會，開始討論起臨終醫療的相關議題，但大部分的醫師對此都不積極。反過來，甚至不時會聽到有醫師出手阻撓相關議題的發展和解決。

如此現況，國民將會對醫師失去信賴感。醫師們握有解決臨終期醫療的關鍵，不去正視及解決高齡者臨終醫療的問題，這樣是不行的。

我們在二〇一二年時，發起了「高齡者臨終醫療學會」。正是因為高齡者承受臨終醫療後，人生的結尾竟是如此悲慘而沒有尊嚴。為了讓患者能夠平靜安詳地向人生告別，到底該怎麼做才好，我們一邊不停地思考及討論，一邊每年召開講座，向醫療、看護相關人員及一般市民推廣觀念。

至今召開的講座每次都大約有將近四百人參加，最近的第五次講座，一口氣暴增至一千八百人。足見高齡者的臨終醫療問題正確實地在社會上發酵，透過講座，我們也看到了醫療、看護現場出現的煩惱、一般市民的困惑和掙扎。在醫療職場上無法大聲說出真相的「沉默的大多數」，請和我們一起攜手正視、改善高齡者臨終醫療的問題吧！

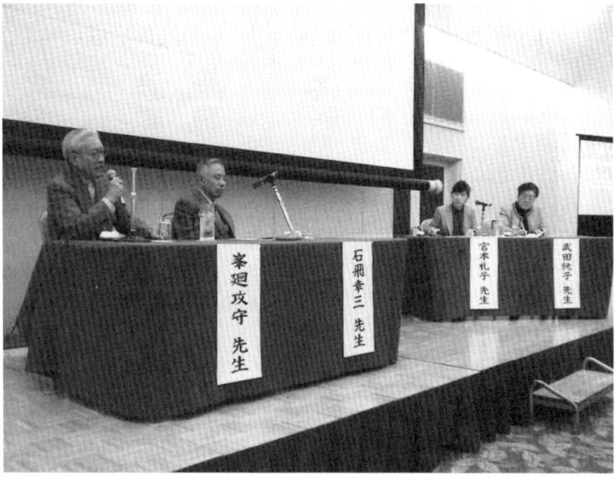

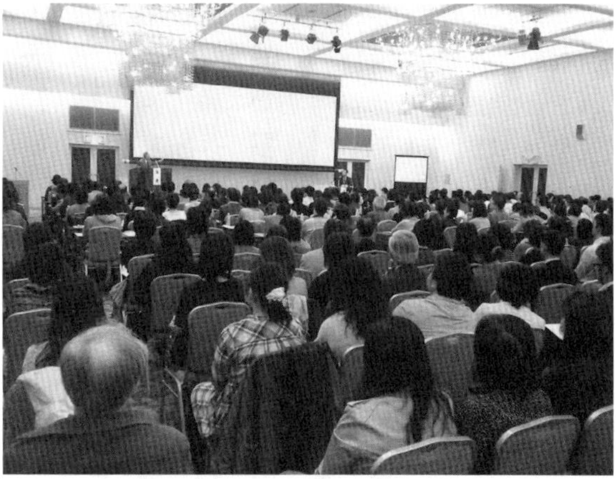

（上）高齡者臨終醫療學會，每年都會召開講座。
（下）參加講座的人數逐漸增加，最近的一次已增至一千八百人。

該怎麼做才好？

我個人在老人安養院工作。院內有做了胃造口導食的患者，也有不希望承受過多醫療的居住者。人在面臨年老時，各種身體機能都會不斷退化，我認為這是無法避免和阻止的事。

以家屬的立場來看，當然還是會希望能減緩惡化的速度、盡量保持現在的狀態，但對於已逐漸無法飲食，食欲開始變得越來越低的高齡長輩們，該在什麼範圍內鼓勵他們努力活著呢？什麼時候該放手呢，我每天都在不停思考這個問題。

——虎斑貓

太空人與臥病在床的老人——名為臥床的折磨—— Ⓚ

太空人在太空站中，每天都會進行長時間的運動健身。因為長時間生活在無重力空間，人的手腳都會變得細瘦，骨質也會逐漸疏鬆。但是，即使是這麼努力在運動，自宇宙回到地球的太空人，踩在地面上時，如果沒有拐杖，仍然無法靠自己的雙腳走路。連他們這樣體能和健康都在頂峰狀態的人，都有如此大的耗損和流失，更何況是高齡的患者們。

長期的臥床狀態，就類似於生活在無重力的太空站。通常只要臥床一個月，肌肉就會開始萎縮，肌力退化到原來的一半以下。半年內，骨骼的密度會降到原來的三分之二。這麼大的流失，對高齡者的影響遠大過年輕人。

臥床的時間一長，關節會僵化並且開始彎曲，變得無法伸直。而僵化的關節如果硬要去伸直，自力或由外力去做動作，都會產生劇烈的疼痛。

此外，由於無法自己翻身，也會造成各種病痛。人的身體只要三小時不換動作，壓著的皮膚下，血流會被抑制住，組織開始壞死導致褥瘡。骨質也會變疏鬆，在長年臥床的患者中，很多都是在換衣服的途中折斷手臂。還有無法自己把痰咳出來，為了避免氣管堵塞發生窒息，要將管子插入氣管中把痰抽出來。就算是毫無意識的人，都會感到非常巨大的痛苦，無疑是一種酷刑。

再者，為了確保點滴的針管和灌食管不會被拔掉，患者也可能會被綁起來。手腳被綁住的患者，常常會驚慌地哭泣，悲憤地問：「為什麼要綁我？我到底犯了什麼錯？」有些患者，蜷縮成く字型，孱弱瘦小的身體被柔道腰帶那麼粗的皮帶綁在床上，殘酷得無法直視。

在日本，接受靜脈注射和點滴，長期在這種環境下活著的高齡者，想必也很多吧。在被綁著的狀態下死去，實在是非常不幸的事情。究竟什麼樣的醫療，是硬要把虛弱的老人綁起來也要進行的呢？人生的最後用這個模樣劃下句點，怎麼可能會是好的呢？

長期臥病在床的高齡者究竟是什麼情況？

我自己本身是個看護士，以下是我以看護士教導員身分，帶著學生們去各養護院所參觀時的感想。即使是在社會中異口同聲地講求尊嚴的時代，卻仍有許多養護院所以人力不足為理由，在執行業務時總是草率行事，枉顧長者們的尊嚴。

像是為了保護胃造口跟點滴的管子，把患者的手腳綁起來，為了避免患者在輪椅上躁動而摔倒，將患者捆在輪椅上……然而高齡者的身體若沒有了外界的刺激和活動的機會，就會迅速地萎縮退化。他們的心也一樣，被綁起來扔在一邊，三兩下高齡者就會一臥不起，他們身為人活下去的力量也將被奪取一空。

個人覺得，許多臥病在床的高齡者，並非「本身衰弱得臥床」，而是「被弄得衰弱到臥床」。

——月華

解開急救室裡為何大多是老人之謎——K

在社會結構中，六十五歲以上的高齡族群，若佔人口的百分之七，便是「高齡化社會」；超過百分之十四則是「高齡社會」；若超過百分之二十一，稱為「超高齡社會」。而日本已經是貨真價實的超高齡社會了。而這個現狀，將伴隨著年年增高的人口死亡率，因此火葬場不足將會成為眼前非常沉重的社會議題。日本的法律規定，人在死亡後四十八小時內必須火化完畢，但在首都圈裡，必須按照排隊順序火化，有些例子甚至要等到一週以上。

進出急救、急診室的高齡者數量也會不斷增加。大多是九十多歲，甚至一百歲的老者。還有逐年惡化的失智症患者。當然，其中有些患者在經過緊急醫療後會恢復健康，但大多數仍是已不可能治癒的患者。

東京都立醫院的濱邊祐一先生，在《讀賣新聞》的報導中指出：「超過八十歲，在衰老的盡頭原本該自然讓生命逝去的高齡者，被救護車送到醫院來的例子越來越多了。個人覺得，像這樣的老者，讓他們跟隨自然的法則，家人在旁靜靜地送他們最後一程，難道不是最圓滿的做法嗎？但是，一旦將他們送到標榜著以救命為目的的醫院，二話不說就是先裝上人工呼吸器，開啟無比沉重繁雜的醫療過程。因為醫師們會害怕做得不夠拼命，遭到家屬失去理性的控告。像這樣，就算多少延長了一點活著的時間，但以插滿管子、極度衰弱的身體渡過人生的最後階段，對他們本人來說真的會滿意嗎？這樣的現況，從活用資源進行有效醫療的觀點上來看，也是問題重重。一旦救急用的醫院成了長期照護院所，不管原本有多少家醫院也會不夠用，完全無法發揮該有的機能。」現實面的問題，刻不容緩地需要社會大眾去正視。

此外，中村仁一先生在其著作《大往生：最先進的醫療技術無法帶給你最幸福的生命終點》中也提到，想得到人人稱羨的壽終正寢，就別在最後關頭叫救護車。正是這個原因。

人終有一死，這誰都明白。但是，在面對自己親愛的父母的死亡時，通常已超出他們本人的意願，反而是家屬執意要求各種延命的醫療措施。就算本人有留下隻字片語表明不要過度的醫療，很多時候也無法阻擋家屬，常常無法盡如本人的意願。

解決高齡者臨終無效醫療的根本之道，就在於整個社會都培養出「不對臨終期的高齡者進行過度醫療」的常識。這一天已經明顯地更靠進一步了。針對這個問題，我收到了這樣的意見。

為了住進長照院所，不得不做胃造口

因為「狀況不對勁」而把老人家用救護車送到醫院的情況中，幾乎都是送到急救設備完善的「救急型」醫院。如果很遺憾地被判斷為無法治癒的話，對負責的醫療人員或醫院來說，要不要做胃造口其實是無關緊要的問題，真正的問題在於有沒有地方讓患者待在這裡走完生命的最後一段路。

就現今的醫療行政來說，並沒有能力讓患者住院、治療直到患者自然衰竭死亡（最長可能達到數個月）。這是因為病床數和醫療報酬制度的考量。姑且撇開收受新入院患者、過度消耗醫療資源、難以有足夠資源進行必要的醫療和手術等問題，這正是因為，為了抑制長期住院而訂立的醫療費用抑制政策所導致的結果。有了這條政策，患者將不得不轉入長期照護型的醫療院所，立意雖好，但想要轉入長照院所，首先被要求的就是病況必須穩定。

最終，為了讓患者的身體容易管理在基本的水準上，院所不得不要求患者裝設胃造口導食管。重重的關卡雖然都要排隊，但只要有空床，身體狀況穩定的患者就能取得優先權。

——無名氏

現在就開始做準備

先生的母親（八十二歲）入住醫療財團的老人安養院一個月後，便因肺炎被送急診，渡過瀕危的三週，體能恢復到可以回到安養院。但隔天就又發高燒，雖然意識清楚，問答也無礙，但卻堅決地閉著嘴，再也不肯吃東西。

目前是掛著點滴，但畢竟安養院不是醫院，能力諸多不足，家中和院所開始討論該怎麼決定接下來的方向。如果要延命，就必須再度住院，如果要採取安寧療養，安養院也表明可以盡力協助。家族間盡快得出的討論結果，不約而同地認為母親堅決地拒絕進食，大約本人是不願意進行延命醫療的。畢竟在短短五年間，大小病痛不斷（肺癌、腦瘤、巴金森氏病），生活幾乎都在與病痛纏鬥，本人也好、家屬也好，都已經拼盡全力地努力過了，接下來便順其自然，聽天由命了。

據說動物在感到死期將近時，會離開原本的群體獨居，單獨面對最後的階段。人類也是動物，說不定也同樣能感知到離別的日子。經由這件事，我們夫婦也商議過，在人生走到這個階段之前，一定要事先好好地做好準備，表明自己所希望的臨終方式。

——莉莉的媽媽

無視本人及家屬意願，這樣真的好嗎？——Ⓚ

現實狀況中，臨終階段的醫療甚至是本人自己也無法決定的。在千葉縣鴨川市的龜田醫院，有位正在住院的「筋萎縮性側索硬化症」（ALS，俗稱漸凍人）的男性患者（六十八歲），他提出一份訴願書給醫院，要求在自己失去正常溝通能力後，移除他的人工呼吸器。醫院的倫理委員會尊重患者的要求，將訴願書上報之後，卻因為院長的判斷而不予採納。

最大的原因在於，就現行法律的立場，移除無法自行呼吸患者的人工呼吸器，極可能以謀殺嫌疑被提起公訴並逮捕。這個案例在全日本的報紙上被大幅報導，隔年在日本NHK的電視節目「特寫現代」中，以「請拿掉我的人工呼吸器：圍繞著生與死的辯論」特輯播出，引起社會上廣泛的討論。

對於移除漸凍人的人工呼吸器，有一派反對人士認為那是對漸凍人的歧視及壓力來源。根據患者本人的意願移除人工呼吸器後，假設遭到逮捕、爾後被判定無罪不起訴，但在判決定論的過程中，將面對不知多少年的纏訟，考慮到精神上的折磨和經濟上的損失，不管是誰都不想當第一隻白老鼠。日本厚生勞動省在二〇〇七年五月發表了「決定臨終期醫療過程的導引流程」，但就算依據這份流程做出決定，仍然有很大的機率會惹上官司，就現實面上，終究無法真正以患者本人及家屬意願為尊。

龜田綜合醫院的患者以本名向大眾公開請願，一針見血地指出了社會上的巨大問題。但即使是意識如此清明的患者及其家屬共同的請願，仍然無法獲得日本法律的認證，這就是現今日本醫療難解的障礙。

法律原本該是建立在大眾認同的共識之下，如果這真的是一個尊重患者及其家屬意願的社會，那麼這種官司問題及議題理應不存在才對。事實上，在美國，移除臨終病患的人工呼吸器是理所當然的措施，如果拖拉不移除，反而會因為折磨病患、藐視人權而遭到起訴。

我期待的臨終醫療

我是一個ALS發病近三年的六十二歲男性。由於病況不斷地惡化，恐怕早晚會來到無法進食及呼吸的一天。我已做好心理覺悟。

我對主治醫生鄭重地說過：「人類啊，一旦到了沒辦法自己呼吸、沒辦法自己進食的那天，就算是結束了。我不要做胃造口或裝人工呼吸器，我不要用那些個東西。」不過，窒息的痛苦我只能用想像去瞭解，如果那時是極度折磨的，那寧可早點死，至少用麻醉劑或什麼藥來讓我走得不要那麼辛苦。但醫院什麼時候肯收我，一切都還得不到定論……

——秀爹

現今社會急需的不是求死的權利，而是決定生死的自由與權利

由於我具備急救護理師的資格，每年都必須到醫院進行固定時數的實習。我想聊聊在實習時碰到的患者的故事。

在ICU（加護病房）實習時，我和一位ALS已發病的五十歲男性聊了起來。事實上他無法真的發出聲音，所以是要將寫滿字母的板子拿到他的面前，我的手指指在字板上，依照他眼球看的方向移動，指到正確的字母時，患者會用力眨眼，我們就是藉此種方式拼湊字、詞來溝通。

這位患者原先是位警官，ICU的護理師們告訴我，他的「病徵惡化速度極快」。這位患者費盡力氣向我傳達的內容是：「珍惜人生地活著！懷抱感恩之心地活著！現在的你們是幸福的。我在病倒前也是珍惜著人生、心懷感謝地活著。但如

今我很痛苦，彷如在十八層地獄裡受苦。對現在的我來說，死才是幸福的，但我卻求死不能，這才是真正的地獄。你要把握現在地活下去！」

聽完，我顫抖得連字板都拿不住。在急救的現場，我看過太多手腳齊全、身體健康的人前仆後繼地選擇死亡，人們常愛把「活下去是一種義務」掛在嘴上，但自己選擇死亡倒也不至於是犯罪（法律上）的行為。那些渴望自殺的人，很多都主張自己有「求死的權利」。

唯有那些生活品質已明顯低落，在現代醫療的能力下仍只能無奈地數著日子等待死亡的患者，這個社會應當為他們求取一項特殊的權力，不是「求死的權利」，而是「不必再繼續活下去的權利」，也就是「決定生死的自由與權利」，我們這些仍處在正常生活裡的人們，應該盡快敦促政府修訂必要的法規。

最後，我想代替這位患者，傳達一句他總是反覆對 ICU 護理師說的話：

「我不求世界開發出什麼治療方法，我求的就只是讓我平靜地死，終結這份痛苦。」

——急救護理師

讓人無法自然迎接死亡的醫療系統——R

就日本的現狀來說，不進行延命措施，僅進行安寧照護的醫院可說極為稀少。其中的原因之一，就是診療報酬。不管是民間私立醫院或國立、公立醫院，都逃不了面對「經營」這個難題。

長期靜脈注射、裝設人工呼吸器等等，獲得的診療補助比進行其它醫療要高出許多。由於在救急型的醫院住院久了，醫院可獲得的診療補助將隨之下降，所以早早把患者做完胃造口讓他們出院。種種前因後果，導致了醫師們在不必要的情況下大量進行延命措施的結果。

再來，說到老人長照醫療院所的設備問題，此類院所幾乎不會有醫師長期輪值，因此當入住的高齡者接近臨終階段，就會被搬送到醫院去。接著開始無止境的延命醫療。就算是有醫師在的老人保健中心，也大多二話不說地轉送醫院。

不送醫院進行延命醫療，想在集居住宅或自己家裡進行安寧照護，必須獲得一位充分理解安寧照護、並且可以二十四小時隨時到家中出診的醫師協助。但是，能提供這種協助的醫師是何其稀少！

對於這些違背患者期待的延命措施，大多數的醫師都抱持如下立場：說實話我也不願意這樣做，但也沒別的辦法。

既然如此，建立出讓患者能夠不接受延命醫療，反而能夠在相關醫療院所、自家住宅中接受安寧照護的醫療制度，更是不可拖延的必要之舉。解決問題的關鍵握在所有醫師的手中，如果醫師們不來發聲，那又有誰能幫助他們呢？

自然死亡

鄙人已年過八十，說到死，只希望是順其自然。但是，一想到該在哪裡死去，就不由得陷入五里霧中，感到十分困惑。

如果沒做胃造口導食管、沒打靜脈點滴，理所當然地，我的人就不能住進長照院所。但是，孩子們已經各自成家，人員凋零的家中會有誰來怎麼照應我呢？看情況，大概會成為一樁由警方接手的猝死事件了。臨死的種種，是否應該創立出更符合社會觀念及效益的制度呢。

——劍

不願為長輩延命而引發的家族內部糾紛——R

一位八十歲的男性患者，由於已至阿茲海默症的末期，除了臥病在床，也說不出完整句子，更無法自行飲食排泄。因此，當我詢問這位患者的女兒（她有護理師資格）是否要為年老父親施以高卡路里灌食或靜脈注射時，她回答：「我不知道父親是怎麼想，但我個人覺得不要。」於是我改由末梢靜脈注射點滴，每天注射五百毫升。

其後，由於點滴量不多，患者並未出現多痰的問題，躺著也能洗澡，渡過了一段相當安詳的日子。想來這位女兒應該非常欣慰，於是我聯絡了她。沒想到她一開口就急得哭了出來，問道：「我原本不希望爸爸做延命醫療，但和我同在醫院工作的家人，做出了跟我不同的選擇。我這樣決定真的可以嗎？」

我回答：「一旦開始仰賴維生系統，患者的生活將變得痛苦不堪。我認為保持目前的狀態，對他本人來說輕鬆、舒適才是好的。不過，如果你改變心意，不論何時都能馬上改為灌食和靜脈注射的方式。」於是她才安下心來：「好的，我明白了，保持這樣就可以了。」

在那之後不久，我再度問她：「現在狀況還好嗎？」她說：「我不想讓爸爸的最後日子充滿痛苦，所以鼓起勇氣拒絕做延命醫療了。但是，我卻對院裡的患者們持續進行不願用在我爸爸身上的醫療。我漸漸失去對工作的信賴感，覺得非常難受。」

在年老父親過世的前幾天，那位女兒曾對我說：「沒關係了，我已不再苦惱了。我和爸爸的親子關係非常差，以往連他的面都不想見到，但不可思議地，這段時間我竟然每天都來探望他。」她一邊說著，一邊用吸滿水的海棉，憐愛地輕按在父親的舌頭上，為他溼潤口腔。透過思考、拒絕延命醫療，這位女兒對現實產生了許多思想上的糾葛，接著在和我聊過之後，克服了這份迷惘，同時間也和父親修復了彼此的關係。

我想起失智症家屬協會裡有位人士曾說過：「只要有人來問我胃造口該不該做，我都會回他說，接上腹部導食管是個地獄，但不做也是個地獄。」現階段，不管接不接受延命醫療，整個家庭都會因而產生重重的內心糾葛。為了減少家屬們因醫療而起的糾紛，相關的醫師學會都有必要站起來，以堅定的立場大聲疾呼：邁入臨終期的高齡者，根本不適合進行胃造口手術或長期靜脈注射。

如此一來，才能避免家庭因高齡者的醫療產生更多痛苦。再者，更重要的是必須傳達正確的觀念，讓家屬們培養出判斷能力，能夠去好好安排自己的臨終階段。

被踐踏的尊嚴

任何生物，只要無法自行吸收營養了，便會步上死亡。我認為這是極為自然的事情。而企圖抵抗生老病死的延命醫療，我無論如何不能苟同。

我母親因為癌症末期而過世。光靠維生系統多活了三個月，但是在這三個月裡，我們絲毫無法溝通，我每次看著透過管子獲取營養，又透過管子排泄大小便的母親，總是充滿深深的歉意。我想她本人一定不願意走到這個地步。我無視了她的尊嚴，使她以這麼辛苦的模樣困在人世間，那份罪惡感在我心裡揮也揮不去。

延命醫療之苦，誰看了都不想發生在自己身上，但家屬卻仍然執意要做，我無法相信那是出於愛，那只是活著的人的自私罷了。或許也會有人覺得，親人明明還活著，卻要撒手任其死亡，是多麼冷酷可怕的事，但強迫所愛的親人以受苦的姿態留在自己身邊，不是只滿足了自己的慾望而已嗎？對我來說，不必要的延命醫療，只是一種踐踏人性尊嚴的行為而已。我絕對不想以那種死法告別。

——MN

第2章

刻板化的臨終醫療

- 高齡者進食量降低有其原因
- 臨終期的高齡者不需要注重營養管理
- 並非人人都能享有現今醫療帶來的奇蹟
- 只有奧運選手才能成為健康的老人
- 照顧得好好的，怎麼會遭到警方介入呢？
- 歐美的高齡醫療注重的是緩和痛苦和生活品質
- 醫療從業人員的問卷調查統計結果

高齡者進食量降低有其原因——Ⓡ

高齡者隔一陣子會有突發性的食慾低落，或是茶不思、飯不想的情況。其原因當然有非常多可能。

有時候，透過恰當的照顧和應對，高齡者能夠自然恢復飲食活力，但也有些狀況下，不管做什麼都無法發揮改善效果。因此，找出高齡者為何對飲食失去意願，是非常重要的事。

1 食慾低落的原因

①有病症發生

一般人在生病的時候，食慾通常都會受到影響，這點在高齡者身上更為明顯。肺炎、心臟相關病症、骨折等等，都是高齡者身上常見的病症。突然間出現食慾急遽變差的情況，就很有可能是某種病徵的影響。此後就算病症順利治癒，要恢復食慾及活力都需要花上相當時間。

出院後食慾即順利恢復的例子

有一位八十六歲的女性住院患者，在心臟病獲得妥善治療後，仍遲遲沒有食慾。本人也精神萎靡，感受不到想活下去的氣力。她的女兒認為：如果繼續在醫院待下去，長期食慾不振，大概也就只有等死一途。因此大膽提出讓母親出院回家的決定。對女兒來說，主導母親出院也令她相當不安，不料一回到家裡，母親竟如她的猜測般，立即恢復了食慾。自那次住院以來，至今已過了六年，九十二歲的老太太，到現在都還精神飽滿地過著安穩的日子。

在很多情況裡，高齡者離開醫院，回到熟悉的家裡或安養院所，就會自然地恢復氣力、食慾，也樂於進食。冰淇淋、果凍、水果等等，從他們原來喜愛的食物開始，短短一兩星期就能看到明顯的成效。在住院前都還能正常進食的人，在病症治療完畢後能夠自然恢復食慾。家人需要更耐心地給與支持和等待。當然，如果病症無法治癒，食慾也會難以提升。如果要硬逼著他吃，對本人又成了另一種折磨。

對救急型的醫院來說，病患住院的時間一拉長，醫院能得到的醫療補助就會降低。因此，很多醫院會迫不及待地建議裝設胃造口導食管，讓病患能盡快出院。我曾在某個醫院，碰見一名護士拼命說服一位高齡病患進食，她這麼說：「婆婆，加油吃呀！不吃的話，就要在你的胃鑽洞了噢！」

②因藥物引起

抗憂鬱藥、抗失智藥、鎮痛消炎藥等等，或多或少都有影響食慾的副作用。停藥後，食慾便會自然恢復。

停藥後自然恢復食慾的例子

有一位九十二歲的阿茲海默症患者，幾乎已到了茶水不進的狀態。家人不論怎麼查，都找不出原因。最後想不出其它條路，索性把失智症的藥物停了，沒想到自停藥的第三天開始，患者便開始產生食慾，逐漸能正常地飲食了。可見即使是長期服用的藥物，也萬萬不可掉以輕心。

③新環境造成食慾不振

高齡者（尤其是失智症患者）很難適應新的環境，因此，搬家、住院、進安養院等等，都可能造成他們食慾產生障礙。在抗拒住院、進安養院的心情下，高齡者更容易失掉活下去的期待感，因而開始拒絕進食。

■因為被強迫住院而失去食慾的例子

有位八十四歲的女性失智症患者，因為固執地大吵大鬧「媳婦偷我的錢」，家屬在困擾至極的情況下，將患者送入醫院治療。原本患者在家中的飲食正常，住院後立刻就變得完全不吃不喝，哀怨地不斷抱怨著：「我不要來這種地方。」家屬擔心再不吃不喝下去會危及生命，試著讓她出院看看，結果回到家後，她就不再抗拒飲食了。

④衰老

衰老是我們無法忽視的原因之一。不論是誰，只要人生的終點近了，食慾都會自然地降低。

■因衰老而不再進食的例子

一位九十七歲的女性高齡者，食慾日漸降低，最後變得不太進食了。家屬表示「這是衰老的自然徵狀，不需要特別打點滴」，因此讓她自由地吃她吃得進去、喝得下去的分量。有一天，當家人端上飯菜時，她回答：「吃了這些馬上就會死掉的。」兩天後，她就安穩平淡地在睡夢中逝去了。當死亡接近了，人會自然地降低對身體的負擔，以平穩的狀態停止機能。

2 引起吞嚥障礙的原因

①有病症發生

中風、腦出血、神經類疾病（如巴金森氏病、ALS等等），或是像失智症之類的病症，都有可能引起吞嚥困難。尤其是失智症，很容易引起哽噎，最後將會變得完全無法進食。

②因藥物引起

抗精神病藥物、抗躁鬱藥物、安眠藥等鎮靜系的藥物，施用量如果較重，就容易引起吞嚥障礙。

高齡者在住院後，常有拔掉點滴、大吼大叫、吵鬧的情況。尤其常見於失智症患者。也因此，失智症患者常被施用鎮靜系的藥物，當藥效過度時，就會使吞嚥功能產生障礙，造成吸入性肺炎。最好是能夠選用不引起吞嚥障礙的藥物，但更換藥物也會有藥效不振、無法達到理想療效等缺點，進退之間非常難以判斷。因此，當病況治癒，有必要安排高齡者盡快出院回家。

臨終期的高齡者不需要注重營養管理──Ⓡ

對病症有可能完全治癒的患者來說，營養管理是非常重要的觀念。營養不均或不足，病症或手術的預後階段都會拉長許多。因此，現在有很多醫院都設有「營養室」（Nutrition Support Team，NST）。但是，對人生即將迎向最後階段的高齡者來說，完全不需要像年輕人一樣小心進行營養管理。

一位八十歲的女性高齡患者，由於身患重度阿茲海默症，既無法說話，也沒辦法自力坐好。即使為她準備了有特殊靠背的輪椅，她的身體仍會左右傾斜。平時也像小嬰兒一樣吸吮著自己的手指。護理師將食物絞成泥，製作成肉凍、菜凍用湯匙餵食，她也常常吃到一半就累得睡著了。

安養院的員工為了攝取營養著想，會把睡著的患者叫醒，要他們吃完足夠的分量才可以睡。但患者在不想吃的情況下，就更容易噎到，接著要抽出哽噎物，就這樣反覆好幾次，最後引發肺炎。

當時我毅然做出指示，要護理人員碰到患者睡著的情況時，就停止餵食。此後，患者因嗆到、噎到而引起肺炎的問題就不再發生了。而護理人員也因為不必再擔心發生患者哽噎的意外狀況，工作時的心情和壓力也得以大幅紓緩。

人類在死亡腳步接近的時候，會變得不太進食，也不會發出空腹或口渴的需求。因為這是動物在臨終時的自然狀態。但是，醫院的營養師團隊並不知道患者本人平日的狀態，他們會直接提出患者「血清白蛋白值太低」（營養不良）、「體重下降」等問題，接著會建議攝取許多高價的營養食品，但高齡者哪裡吃得下這麼多東西呢。

許多家屬也容易陷入同樣的窠臼，「最近食慾好像不太好」、「好像瘦了」、「該不會營養不夠吧！」等等，為了盡孝，發展至「帶他去醫院打點滴就會有精神了」。但是，人生進入最後階段的高齡者，並不需要做這些營養管理。與其用數字來判斷營養夠不夠，不如讓他們吃得美味、吃得開心舒服，不要硬逼他們多吃。

並非人人都能享有現今醫療帶來的奇蹟——

所謂的臨終階段，是這樣被定義的：「由於病症具有不可逆之進行性，並在現今時代所能達到的治療下仍無法治癒或阻止其發展，導致近期內不可避免的死亡結果。」（出自日本老年醫學會）簡單來說，就是已無藥可救的狀態。

但是，只要一談論到所謂臨終醫療，就一定會出現這樣的聲音：「當時醫生宣告沒有救了，但後來治療後好起來了，現在好得很！」正是如此。高齡者常常有這樣的例子發生。明顯已經藥石無效的狀態，透過治療居然又好了起來，臨終階段本身就是如此難以判斷。

還是會有奇跡的

我母親去年六月遭逢中風，以最糟糕的第五級狀態入院治療。年齡八十六，運氣差到心肺停止狀態連手術都無法進行。醫生說這樣慢慢拖下去，心臟會完全停止機能而過世，到了隔天卻在抽了一點血後，恢復到可以進行手術的狀態。

「即使手術成功，患者的意識也回不來喔，你們決定怎麼做呢？」醫生這樣問我，身為家屬，只能把最卑微的希望傳達給醫生：「即使沒有意識，就算只有身體是溫的，也還是希望她活著！」其後進行了手術。

後來手術成功，母親的口中插著管子，接著人工呼吸器，頭上也有一堆管子，過了一段時間，母親的眼睛睜開了，左腳變得會動，兩個星期後開始能夠自行呼吸，兩個月後裝上胃造口導管，甚至恢復到能坐在輪椅上。

這段期間，為了保持衛生及形成刺激，我每天都用牙刷為母親清潔口腔，轉到復健療養院後，開始進行長達三個月的進食訓練，在出院時母親幾乎已可以進食，也每天勤勞地進行步行復健。

一年又三個月後的現在，她每天都會發訊到我手機，表情也變得豐富了，雖然還無法上下樓梯，但一直有在進步，每天每天更恢復以往的能力。

母親過去是一名護理師，曾說過她絕對不要無效的延命醫療，但這一切並不是無意義的浪費醫療資源。如果當時什麼都不做，我想母親就會在病發當時死去了。如今母親能恢復成這麼健康的狀態，全都是憑藉各種被人詬病為無效醫療的方式得到的。

——珍惜家人

說到頭來，在這個例子中，是否真的發生奇蹟，我們不得而知。家屬認為即使毫無意識也希望母親繼續活著，因此執意治療，所幸母親也順利恢復到能夠自己發手機訊息的程度。但是，如果這位母親在手術過後仍是意識不明的狀態呢？或許孩子們會不停地煩惱是否該繼續違背母親不要無效醫療的本意吧。

醫療是一種無法提供百分之百保證的東西，不進行看看就無法得知治療的結果。日本現今的狀況，正是為了這一位順利恢復的患者，而另外製造了九十九位以植物人狀態臥床的病患。相對地，在歐美國家，也許正是為了不製造這九十九位植物人病患，而讓那一位有些微希望恢復過來的病患自然死亡也未可知。

到底哪種做法才好，我們無法妄下評斷。我們僅呼籲大眾在盡量瞭解到醫療是一種多麼不穩定的東西之後，為了這位意識不清的、親愛的家人，做出對他本人來說最好的選擇。此外，也為了將來自己的那一刻，預先把自己希望的醫療方式告知家人。

只有奧運選手才能成為健康的老人——Ⓡ

在電視上常常可以看到超過一百歲仍身體健康、精神飽滿的老人家，既沒有患上失智症，飲食也正常，更能自在地運動，實在令人羨慕不已。我希望自己將來也能那樣自在，同時更希望父母能夠那樣健康。「不，是一定要這麼健康才行！」在不知不覺間，你我是否都陷入了一廂情願的強迫性陷阱裡了呢？

最近，有位百歲的高齡者頻頻發生健忘的情況，因而到醫院來看診。變得健忘，家人就會把長者帶去看醫生。但是，讓我們冷靜地思考一下，根據統計，九十五歲以上的高齡者，有八成患有失智症，超過百歲的族群則幾乎都患有相關疾病，身體也都有些大大小小的毛病。

過了一百歲後，身體和頭腦都還健康如以往的人，根本不是普通的老人，是超人，也就是所謂的「超能老人」，就像是高齡者裡的奧運選手一樣。但是，相信自己只要夠努力，不論是本人還是雙親，一定都能有健康的老年生活——大家都以成為超能老人為目標而努力。

目標訂得高是很好，但也有其負面效果。

有次聽聞一位九十六歲的女性高齡者，因為懷疑自己健忘而到醫院接受診察，她說：「我最近常常想不起人的名字。」所幸檢查過後並非失智症，只是這個年齡正常的健忘而已。

但她本人聽到這個結果並不開心，對於自己變得健忘感到十分不滿。「以前我從來不會想不起來的！」我認為，人還是必須接受現在的自己比較好。接著她要求我開立能夠預防失智症的藥物，我向她說明這種藥物並不存在，她仍堅持「我在電視上看過很有效果的藥」，不接受診斷的結果與建議。

我反過來問她：「妳覺得自己還能夠活多少年呢？」她回答：「十年以上。」旁邊的家屬也跟著說：「我們家的人都很長壽，很多人到了一〇六歲還沒癡呆呢。」我對於他們對長壽的認知大為意外。對她來說，不癡呆地活到一〇六歲是理所當然的事。在我來看，活到九十六歲還能健健康康、問答自如就已經很了不起了。不過，她本人及家屬一點都不這麼認為。

◆大家夢想的長生不老，對周遭的人來說是種困擾

另外也有這樣的家庭。患者是一位九十五歲的女性。由於身患重度的失智症，長期臥病在床，飲食也需要人照料。吞嚥困難反覆地造成多次吸入性肺炎，最近由於食量減少，精神開始變得很差。

雖然我多次告訴患者的女兒：你的母親已來日無多。但這位女兒總是認為：「醫

生，你再幫她打點滴，打完點滴就會恢復精神了，對嗎？」我大感意外，這位女兒說：「死是別人家才會發生的事，我的父母親才不會死。」

人終有一死，這誰都知道，但這畢竟只是空談，大多數人還是認為自己的父母親過世是很久以後的事，因此對親人的死亡無法具體地想像。所以，他們無法理解及接受人類在接近臨終時，食慾逐漸降低、精神力不斷衰退的情況。

也因此，這樣的家屬常常到了最後一刻，還堅持必須在臨終親人的身體裡打入各種營養和藥劑才行。

日前我在進行一場關於失智症的演講時，遇到有人提出以下這個問題。

「我聽說失智症的患者很多都死於吸入性肺炎，他們都有在做口腔清潔跟保持暢通，怎麼會發生肺炎呢？如果躺著容易噎到變成肺炎，為什麼不乾脆讓患者坐在輪椅上就好了？」

我想，這位朋友也同樣還不明白，人類有其無法跨越的極限。

許多年前，電視台曾播放一部歐美電視劇，叫作「火炬木：神蹟日」（Torchwood: Miracle Day），內容描述世界上的每個人都不再會面臨死亡，導致地球陷入人口過剩危機。如果每個人都健健康康地長生不死也就算了，如果是碰到意外，身體變得殘缺不全、陷入重度疾病也都不會死呢？

真的發生這種異變可就麻煩了。健康地長生不死當然是很好，但不死難道不會是一種困擾嗎？年輕人怎麼負擔得起那麼多高齡者的生活所需。諸位，長壽是重要的，此刻我們更應該考慮的是該如何讓自己能安養天年，祥和地壽終正寢。

日常生活中的「死」

我是一位每天在醫療現場、尤其是到府進行診療的醫師。看過許多努力了一輩子，熬過一段動蕩卻也絢爛的年代，目前正值八十、九十歲的患者們，到了最後的最後，也都抱持著「我要挺住！」的決心堅強地活下去。這異樣的氣氛讓我不由得感到疑惑，所謂「一直活下去」，活下去的這段期間，究竟是為了誰呢？

回顧過去的人生，迎接自己的臨終期，關鍵在於本人和家屬都要在日常中慢慢地去做好準備。要記得思考生命有其時限而非永生永世、想想只能趁活著時去做的事、要珍惜活著時的每分每秒……我常常在看診的往來間和患者聊到這些，希望患者和家屬都能做好準備、避免遺憾，但只能說十分不奏效。在這三十多年間，「死亡」變得太過「不屬於日常」，但它原本就是日常生活中無法轉過頭不看的一部分。

我在此再次懇求大眾，重新思考一下對我們來說，「生」與「死」兩者之間對立的價值觀，期待釀成大眾去討論此議題的風氣。

——若是櫻花

照顧得好好的，怎麼會遭到警方介入呢？——Ⓚ

選擇在家中進行臨終照護時，如果沒有固定的家庭醫生來巡診，會引起警方來關切介入。有時候地方上的警察在與居民往來時，如果打聽到消息，都會登門拜訪，以杜絕老人受虐的可能性。

◆平常就要留心能夠照應自家的家庭醫生

居家做臨終照護，送親愛的家人最後一程，整個過程就算沒有發生任何意外，家屬仍不免在心中留下揮之不去的疑慮，擔心自己是否哪裡沒有做好，是不是讓家人受苦了、是不是間接促成了家人的逝去。

事情一定不是這樣的，相信故去的家人也不願給留下來的家屬添加心靈上的陰影。

為了避免造成這樣的情況，平常就要預先找好家庭醫師，以在臨終階段的照護上能夠為家屬做出適當的建議。

我們也接到如下的意見。

平穩的最後時刻

約莫是三十年前的事了。我從母親那裡聽說，當我的祖父過世時，是在十分寧靜安詳的狀態下走完最後一段路。彷彿只是陷入熟睡了一般。但隨即來到的醫生，說家屬居然數年來都沒有請醫生來看診過，憑著這個理由，警察都上門來了。

當時家族裡大家都希望祖父能平靜地在家人陪伴下安祥闔眼。但在現今的時代，不但法律會在各種層面介入，像我這樣什麼都不懂的一般人，到時候恐怕半點力都使不上。

——ykks3

針對這一點，也收到了相關的反響。

沒有家庭醫生，就換警察上門？

「明明是值得感動的壽終正寢，卻有警察上門關切」，這是網友 ykks 3 的意見，不過我認為那只是正常的手續之一，不必太過緊張才好。

當親人在家中自然過世，為了確認死亡而請醫生來時，地方上診所的醫生都是依據法律規定來進行的。在宣告死亡的同時，由於故人生前並沒有經過診察，因此醫生不會開立「死亡診斷書」，而是會開立「遺體檢察報告」，只要有任何一點點可能死於他殺的可能性，醫生都有義務要通知警方。而就算警察登門來關切，瞭解過情況，認同沒有犯罪可能之後就會馬上離開了。

雖然也可以直接叫救護車來，由醫院認定故人已經死亡，但離死亡時間不夠久的話，急救員在救護車上也會對故人的遺體施以急救（AED、心臟按摩等等）。為了避免此情況，只能在故人生前意識清楚時，事先寫下「請勿對我進行急救」的字據（可以自行寫好，將保管的地方清楚地轉達家人）。

碰到親人有失智症的狀況時，如果不請醫生來看診，僅由家屬進行照護，容易被質疑有「虐待老人」的嫌疑，就算不喜歡請醫生來，為了避免後續造成麻煩，最好還是請家庭醫生定期看診。

如果患者本人在失去認知能力前，事先準備清楚傳達本人醫療觀念的「事前指示書」，內容諸如不希望急救或不接受延命醫療等等，屆時由家人轉交給家庭醫生（由於日本並沒有保守死者尊嚴的相關法律，但凡事總是有準備的好），以此清楚傳達本人的意願，說不定能夠成為促成壽終正寢的助力之一。請好好尋訪一位能夠協助患者及家屬達成此一心願的家庭醫生吧。

——一種人一種命

採取居家自然臨終照護，本來就會受到警察關切，臨終階段的患者一旦取下人工呼吸器，毫無疑問地警察一定會介入。以前曾有這樣一篇報導：

二〇〇四年，在北海道羽幌町的道立羽幌醫院，有一位駐院女醫師，在某位九十歲男性患者的家屬同意下，為患者取下人工呼吸器。而富山縣射水市民醫院則在二〇〇〇年至二〇〇五年間，由當時的外科主任為癌症末期病患共七人取下人工呼吸器。兩者都受到警方以謀殺罪嫌加以調查。結果雖為不起訴，但因為並非經過嚴正判決來判定無罪，所以現階段來說，為臨終重症病患取下呼吸器仍然無法保證不會被警方調查、捲入官司中。

在人工補充營養方面也是同樣的情況。考量到萬一遭到警方調查逮捕的可能性，醫師都會選擇繼續為臨終病患進行延命的無效醫療。

除非患者病癒，正因為裝上去的人工呼吸器就幾乎不能取下來，現在主張一開始就不裝人工呼吸器的醫生增加了不少。壞處是偶有需要人工呼吸器的患者無法迅速得到協助。對於臨終階段的高齡者來說，讓環境允許醫生為他們取下人工呼吸器，是眼前非常重要的目標。

歐美的高齡醫療注重的是緩和痛苦和生活品質——Ⓚ

讓我們來試想一下。打從一開始，處於臨終階段的高齡患者，真的需要做血檢嗎？做了血檢，想當然爾一定會發現各種異常數值。而發現了異常數值，我們醫生就不能坐視不管。鈉與鉀等電解質有異常的話，就必須補足，結果就是打點滴。邁向臨終期的病患，血管壁都極為薄而脆弱，血管也很細，點滴用的針要扎進正確位置並不容易。於是，護理師們只好反覆地扎了又扎，扎出無數的針孔。腎臟機能不好的話，醫院就會開立洗腎的診療過程。和人工呼吸器一樣，是一種好不了，但是想死也死不了的狀態。

但是，像這樣硬為患者延長壽命是否真的有意義呢？特別是原本就已來日無多的高齡者、沒有意識的患者，讓他們以無法正常生活的狀態吊著一口氣，真有其意義嗎？值得我們再三深思。

日本身為世界第一長壽國家，對高齡者的醫療模式卻遲遲沒有樹立起該有的規範。也因此，虛弱的高齡患者接受的是和年輕人同樣的身體檢查，開出同樣的診斷書，讓他們吃跟年輕人一樣的藥物。此外，高齡者和其家屬也都期待獲得豐厚的治療內容，在臨終階段也持續透過點滴或灌食來延緩死亡。

在歐美，對高齡者的診療以緩和痛苦及提升生活品質為目標，進行各種緩和醫療。到了臨終階段，不進行血檢、量血壓或驗尿等手續，這段期間不如盡量安排家人陪伴在側。日本國內最近終於開始有人討論起高齡者臨終期醫療該是什麼形態。須知，人有壽命的限制，我們應當去理解並接受隨著歲月過去，身體也會逐漸衰退的定理。

胃造口與醫院要求

我們夫婦兩人同時照料著兩位母親，一位做了胃造口導食手術、另一位則沒有。我覺得，沒有做胃造口的母親，本人受到的痛苦較少，讓我們深感慶幸。但是大多數的醫院，都無視患者本人和家屬的意見，總是武斷地為患者進行胃造口手術。他們總是明示暗示地傳達「不做就是看著她等死」的訊息，簡直就像以前日本幕府進行外來宗教迫害時，逼迫教徒違背心意去踐踏聖像一樣，要我們親手把家人推入痛苦折磨的境地。

——yoshi

醫療從業人員的問卷調查統計結果——Ⓡ

我負責的失智症病房，一直以來，碰到本人或家屬不希望透過灌食或中心靜脈點滴進行延命時，就採取一日五百毫升的支持療法。這樣的療法，患者仍能延長壽命約二至三個月，接著會漸漸地失去意識，變得極為瘦弱。當我把這個事實直白地告訴家屬，絕大部分家屬都會不再拘泥於點滴。也因此，最近有許多臨終期的病患及家屬，選擇不打點滴，讓病患自由地飲食，吃喝都以本人嚥得下去的量就好。

這個風氣下，一位年資較長的護理師這樣和我說：「至今為止，長期打固定量的點滴直到過世的患者，全都飽受痛苦，但自由飲食而不打點滴的患者，不管哪一位，過世時都顯得相當平靜。我從沒看過這麼詳和的死亡。」這個截然不同的結果，讓她感到非常驚異。

此外，另一位年長的護理師也有這樣的意見：「在我年輕時，也是認為既然是醫院，就不能不做醫療處置，所以看到有不接受明確醫療行為的患者時，就不懂為什麼他們不趕快出院。不過現在，我卻開始認為像這樣什麼都不干涉，只是靜靜地照護他們，也是我的工作意義所在。」

話說回來，不可避免地，確實也有護理師認為這種做法不妥當。「搞什麼鬼，不就是讓老人營養不良而死嗎！」明明身處同樣的職場，看法卻如此南轅北轍，讓人實在大感意外。認為來醫院就至少要打點滴的護理師或看護，對於降低點滴量或不打點滴的觀點，似乎相當無法接受。雖然我總認為，只要他們看到患者們安寧平靜的最後一程，一定就會對點滴有其它的看法。但無奈現實並沒有這麼簡單，點滴神話的高牆實在難以打破，也可以說我這才真正看到，要推動社會去跨越這道障礙有多麼艱辛。

為了找出大眾能夠接受的臨終期醫療模式，我認為應該聽聽更多來自醫療最前線的意見，因此我在負責的病房中進行一份問卷調查。

我的問題是：當家屬不希望透過灌食或靜脈營養點滴來進行延命醫療，傾向於想留在本醫院中進行安寧照護時，選項有：將點滴減少至一日五百毫升，以及不進行點滴。而前提是不管是減少點滴或不打點滴，都有獲得家屬的同意。

問卷調查的結果如下：護理師和看護，各有二成認為這樣做患者會感到口渴。有一成護理師和三成看護認為患者會有空腹感。總結：僅有少數醫療從業人員認為患者會有口渴、空腹感。

此外，有半數護理師認為患者抽痰和浮腫的情況減少了，也因此認知到減少點滴或不打點滴的好處。而詢問護理師認為臨終階段的患者應當打的點滴分量，有四成認為不需要，二成認為降低至一日五百毫升即可，認為應該打一般人分量的，一個都沒有。

也就是說，有六成的護理師依據他們的臨床經驗認為，臨終階段應當降低點滴的分量或是不打點滴。

今後我也會不斷詢問現場醫療人員的意見，並時時啟發他們去思考臨終階段不需要打點滴的事實。再者，問卷調查的最後附有空白的意見欄，讓我們一起來看看。

〈護理師〉

◎根據個案不同，臨終階段該怎麼應對非常難拿捏。

◎遺體能保持美觀的部分很好。

◎不打點滴地迎接最後階段的話，可以不必在醫院，能夠在家裡或安養院臨終，是很不錯的。

◎有打少量點滴（一日五百毫升）的患者多活了四個多月，但是長出了褥瘡，患者本人也在三個半月左右時不斷悲泣說「好痛苦」、「好想趕快到爸爸那裡（天國）去」。總覺得好像是延長了患者的痛苦，所以我個人覺得不要打點滴比較好，但一定要事先徵得家屬徹底的理解和同意就是了。

◎臨終期的患者大多都有腎臟機能上的問題，浮腫得很嚴重，看情況應該把點滴量降到一日五百毫升比較好。

〈看護〉

◎能做的還是盡量做比較好。

◎說實話，聽到一天只打五百毫升，我都還記得那時有多驚訝。我本來也認為醫院就是該做各種醫療處置，大概也有一部分是因為患者家屬也這樣想，站在跟家屬同一邊，我做事起來才會安心。以前工作的醫院，除了會餵患者吃得下的分量的食物之外，同時也會打點滴。不過，有些情況我看了也會覺得像那樣慘兮兮地活很久，豈不是更痛苦了嗎。

◎只要家屬覺得認同就可以了。

第3章

阻礙安寧善終的各種原因

- 能指示臨終醫療方向的「醫療決定」未被善用
- 強行使用延命措施的五大原因
- 家屬為了領取老人年金而堅持延命的情況
- 臨終醫療的內容和目的受到媒體曲解與誤傳
- 過多的醫療反而成為平靜死亡的阻礙
- 其他觀點：從醫師角度看胃造口手術

能指示臨終醫療方向的「醫療決定」未被善用——K

如何面對邁向人生盡頭的階段，是非常沉重的問題。如果不想要在不省人事的狀態下，長期注射人工營養、插著人工呼吸器；如果想要死得如心所願，建議各位可以事先將自己認可的臨終期醫療內容寫成書面紀錄。雖然這種事前的醫療意願指示書並不如歐美般具有法律效力，但還是能發揮出一定的影響力。

清楚傳達意願的方法有幾個，接下來為各位說明。

◎**醫療決定**＊：針對本人在臨終期的醫療方向與程度做出指示的文件。

◎**醫療意願指示書**：在醫療決定裡，附上醫療溝通代理人的資料及署名。這裡所說的醫療溝通代理人，是在患者已無法表達對臨終期醫療行為的意見時，能夠代為傳達本人意願的人。

說到這裡不得不提到，由於「醫療決定」或「醫療意願指示書」大多為患者本人自行撰寫，格式並不統一，經常會有醫療內容的意願傳達模糊不清、提到與醫療無關的內容等問題，間接造成主治醫師感到混亂疑惑的情況。此外，也因為這類文件保管於家中，臨時要用到時，找不到收在哪裡的狀況也不少見。

◆供作參考的美式「醫師指示書」

為了解決上述種種問題，美國的奧勒崗健康與科學大學（Oregon Health & Science University）附設醫院於一九九一年開始提倡「生命維持醫療相關之醫師指示書」（POLST），細節請參考次頁。本書特別採訪了當時共同促成該企畫的醫療倫理部的理察森博士。

指示書在患者因病情發展或年齡緣故而過世的前一年，由患者本人和醫師在充分溝通後共同完成，內容為患者本人在臨終期間接受四大類延命醫療的意願、方式、程度，並將詳細結論條列於兩張粉紅色的厚紙上，正反共為四頁。

四大類醫療，也就是：(1)心肺功能停止時的急救；(2)在尚有脈搏及呼吸時的積極介入醫療；(3)抗生素的投藥；(4)人工營養。

＊Living Will，在這裡提到的Will意指個人意願或遺言，即當事人在生前的意願或生前的遺言（譯注：臺灣常見的說法還有「預立醫囑」）。

生命維持醫療相關之醫師指示書
（POLST, Physician Orders for Life-Sustaining Treatment）

<table>
<tr><td rowspan="2">生命維持醫療相關之醫師指示書
將任何一位患者視為完整行為人給與尊重、治療。首先，請遵守以下指示。其後（若有必要）請和醫師、護理長聯絡。本文件為記述患者之醫療病理狀態及以本人意願為基礎的醫師指示書。醫師將根據下列選項結果，針對該項目進行完整的治療。</td><td colspan="2">姓名</td></tr>
<tr><td colspan="2">出生年月日</td></tr>
<tr><td colspan="3">A：心肺功能急救（ＣＰＲ）：無脈搏並呈現呼吸停止狀態
□施以心肺功能急救－進行ＣＰＲ
□不進行心肺功能急救－ＤＮＲ（ＮＯ　ＣＰＲ）
心肺功能未停止之狀態處置，請參照Ｂ、Ｃ及Ｄ項目</td></tr>
<tr><td colspan="3">B：醫療處置：脈搏停止、呼吸停止，抑或兩者皆確認停止之狀態
□僅施以緩和治療：可由任何方式投與藥劑、搬動身體、處理傷口。以緩和本人痛苦為前提，可施以氧氣、抽痰，在不使用醫療工具下確保氣管暢通。不為進行延命醫療搬送至醫院，但如果在現場無法緩和本人痛苦時，可移送至醫院。
□施以一定範圍內的醫療處置：包含以上內容。進行定義上的醫療行為、點滴。必要時裝設心跳測量儀。不進行氣切、不插入確保氣管暢通的人工氣管、人工呼吸器。萬一必要，可移送至醫院。但不進加護病房。
□進行所有醫療行為：包含以上內容。使用人工呼吸器、並同意進行氣切等醫療手法。在必要時裝設促使心跳持續進行的整律器。若經指示則移動至醫院，同意範圍包括加護病房之治療內容。
追加事項：</td></tr>
<tr><td colspan="3">C：抗生素
□不使用抗生素。僅以緩和症狀為目的進行抗生素以外的投藥。
□使用抗生素，並依使用期間本人病況、感染之發生來決定。
□只要能夠延長生命機能，同意使用抗生素。
追加事項：</td></tr>
<tr><td colspan="3">D：以人工方式施行營養補充：在可能的情況下，以口部進食為優先攝取方式
□不接受插管灌食
□以一定期間為限，可進行插管灌食補充人工營養。
□同意長期接受插管灌食補充人工營養。
追加事項：</td></tr>
<tr><td colspan="3">E：醫療相關之重點歸納及署名
參與本指示書製作之患者：　　　　醫療重點總結：
□患者本人
□未成年患者之雙親
□醫護人員
□法定監護人
□其它</td></tr>
<tr><td>醫師名：
醫師署名：</td><td>醫師聯絡電話：
日期：</td><td>醫院備註欄：</td></tr>
</table>

CENTER FoR ETHICS IN HEALTH CARE,
Oregon Health & Science University,3181 Sam Jackson Park Rd,UHN-86 Portland,OR 97239-3098（503）494-3965
June 2007
日文版製作者：今石千繪（護理師） Kaiser Permanente Continuing Care Services 山下大輔（醫師）
OHSU,Family Medicine　取自 http://www.ohsu.edu/polst/programs/international.thm

在內容中，竟然有關於抗生素使用與否的條目，令日本的醫師感到大為驚訝。因為在日本，只要有必要就使用抗生素，已是理所當然的觀念。

最後再記載患者、關係者、主治醫師的署名，並交由患者自行保管此份醫師指示書。醫師則在電子病歷中加註該指示書內容，或附上副本。正本則由患者在轉院或移送至其它醫療設施時帶走。

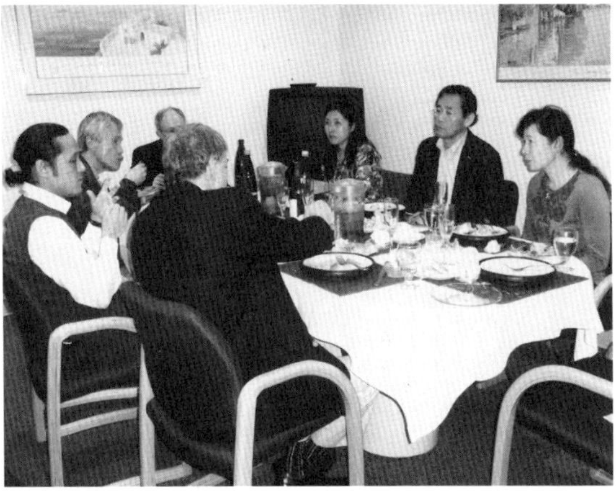
與來自美國的奧勒崗健康與科學大學附設醫院的理察森博士（右起第四位）一行人共進晚餐。

由於這份指示書清楚記載了臨終期醫療的方針，在急救時，現場的醫師只要看過這份指示書，就能清楚掌握方向。再者，有了這份醫師指示書，和以往的醫療決定比起來，更有影響力也更站得住腳。當初提出本構想的奧勒崗健康與科學大學附設醫院，已將此種做法義務化，每過一年都會與患者重新再確認意願與病情。但是，碰到患者本人在指示書上要求接受以上四大類臨終醫療時，現場的醫師仍會針對當時的情況，根據「醫療合理性」來判斷施行與否，並非完全依照患者的要求進行。這個觀念不僅在美國通用，其它國家也行之有年。此外，患者亦有權利拒絕配合製作醫師指示書。

另一方面，在美國國內也有反對醫師指示書的聲音，「這根本是他人放任患者提早死亡的免罪金牌」、「如何判斷本人在臨終時的意願沒有改變呢？」等等。不過，此項做法目前幾乎在美國各州都受到採用，我們造訪過的澳洲墨爾本、荷蘭阿姆斯特丹等地的醫療設施都使用此做法。

◆在日本的醫療現況

遲至今日，在日本，事前就會主動詢問患者或家屬關於臨終期醫療意願的醫療照護設施，終於也開始慢慢增加。二〇〇八年四月起，與傷病末期的高齡患者商討臨終期醫療方針，並將結論記述成正式文件格式，已列入健保給付醫院的服務項目之一，事前醫療指示書再更廣入民間，原本已指日可待。不料，後續以各新聞媒體為中心，帶頭掀起反向議論：

「任由高齡者放棄治療、提早死亡是可以的嗎？」

「很可能受人脅迫做出非出自本人意願的決定！」

「這是給旁人打著『他本人決定的』旗幟，強行停止醫療促成患者死亡的漏洞。」

在種種爭議下，本制度施行僅僅三個月，便宣告中止了。

看遍日本無數患者在毫無意識的情況下被裝上胃造口導食管，長年臥床不起，個人認為，如果想要得到一個如自己所願的善終，趁還有判斷能力時，和家人、醫師共同討論臨終階段的醫療方針，並將意願清楚地落實為書面資料，是最實際且有效的方式。

我強烈希望製作醫師指示書的制度能夠恢復。

在日本，於二〇一五年三月時，日本臨床醫學倫理學會也發表了「日本版POLST製作指南」（包括DNAR指示）＊。由於日本的醫療制度與歐美大不相同，指示書的內容針對日本的現況做了相當的調整。而POLST的製作過程極為重要，這份指南則詳細地解說了在製作過程上的各項方法及重點。

◆被醫生及家屬無視的醫療決定

就實際上來說，即使準備好醫療決定，現實生活中也未必能夠充分發揮作用。

＊DNAR指示：Do not Attempt Resuscitate Order之首字縮寫，事前確認本人在瀕死狀態陷入心肺功能停止時，不接受心肺急救之意願，並將之記載為正式文件。

有一位九十歲的女性，與長男夫婦共同生活。某日她意外跌倒，造成左手骨折，三日後無法起身並陷入意識不明的狀態中。家人們在驚愕中立刻以救護車將她送往公立醫院，檢查出她發生大範圍的腦中風。翌日並轉至民間的救急型醫院，醫師做出診斷如下：「患者恐怕不會再清醒過來了，但有些許可能，說不定數個月後會清醒過來，手腳能做部分動作、說話等等。」

患者本人在八十歲起，便留下了醫療決定，表示「不管發生任何事，絕不要給我做延命措施，早一天是一天，盡快讓我解脫」，並且每年更新確保其有效性。患者的次子及孫兒輩為了完成本人的希望，轉院第二天便出示這份文件，與醫師溝通。但醫師表示：「我們這裡是醫院，就是會進行治療。」

而長男雖然知道母親的醫療決定，但對醫師說過的「說不定會醒來」抱有期待。因此對於弟弟私自將醫療決定的文件拿給醫師看感到憤怒。

其後，患者承受了與醫療決定相反的種種治療。頭兩週的醫療費便高達日幣九十萬元，另外還必須補上病床費每日一萬元。看到母親全身插滿了點滴、口中溢著血的模樣，長男之外的家人們紛紛產生「夠了，停止吧！」的心情。

無視母親預立的醫療決定的長男，看到母親不成人形的狀態，感到十分難受，因此漸漸地也疏於探望了。入院後的第三週，家人和長男溝通，認為「再治療下去太可憐了，讓她走吧」。但長男默默無語，固執地堅持繼續治療下去。第五週後，長男要求醫生做點什麼，以打破目前的醫療僵局。醫師僅能回答：「我們不能殺人。」接著將每日的點滴由三包降為一包。終於，患者在住院八週後過世，到了最後的最後，她仍然未恢復半點意識。

患者過世前三天，醫師示意家屬可將患者接回家中。是出自溫情、還是因為健保給付不高，又或者是因為家屬意見太多呢，我們無從得知。但患者的次子僅表示：「我原想什麼都不要干涉，讓她能夠安詳地走。我本來就一點都不希望醫生來動那些沒意義的治療。」

在上面這個例子中，醫療決定無法順利發揮功用的原因，檢討方向有三：(1)家屬對醫療決定的認同度不一；(2)由於醫療決定並沒有法律效用作為後盾，醫師會擔心惹上官司而不敢中斷治療；(3)救急型的醫院為了獲得較高健保給付，會進行重度的治療。

這樣的情況，在臨終期的醫療前線可說十分常見。

就算寫好醫療決定，無法讓它發揮效用的話，意義就蕩然無存。你我、包括眾多醫療從業人員，怎能不好好思考這其間的重大關係呢。

護理工作者的想法

我母親早在二十年前就留下了拒絕延命措施的書面資料。上次，和護理治療人員提起母親有交代這份醫療決定給我，對方輕描淡寫地回了我一句：「那個東西沒用。」

這個世界，原來是連本人表達的意願都不通用的嗎？周遭的護理師和看護們也對這類狀況麻木無感。大多人都固執地認為人就是不能死。

——護理人員

強行使用延命措施的五大原因——R

日本有百分之八十以上的國民認為不希望接受延命醫療，但實際上在臨終時，幾乎所有人都進行了相關的醫療措施。為什麼大家不想要的醫療，仍然發生在自己身上了呢？我們可以從以下幾個方向來檢討。

第一，日本可謂是延命至上主義。有可能來自於曾因為戰爭而失去眾多國民生命而來的反動，在民間普遍對生命抱持「比起質量更重視長久」的觀念。舉例來說，一九四八年曾有過這樣一個最高法院判決：「一條生命的重要性，更勝整個地球。」因此，有些人便有了如下的想法：不管成了什麼樣子，只要活著就好。再來，醫學教育界，也不動如山地懷抱著延命至上主義。

第二，很多人不曾和家人聊過自己希望在什麼樣的前提下死去。根據「改善高齡社會女子協會」的調查結果，曾將自己期許的臨終期醫療方式告知家人的比例，僅有百分之三十一，而有留下書面指示的人更是僅僅不到百分之五。自己該怎麼活、該怎麼死，就這樣閉著嘴和眼睛，任由別人來決定，真的好嗎？如果不知道本人的意願，絕大多數家屬都會選擇延命，這是不難理解的人性弱點。

第三，健保給付和年金等社會制度問題。靜脈注射人工營養、裝設人工呼吸器，醫院可以獲得較高的健保給付。但在救急型的醫院裡，住院久了，醫院可得到的給付會階段式降低，因此醫院會勸說患者接受胃造口，盡快離開醫院。而提到家屬方面的問題，不可否認這社會上，的確有靠家中高齡者的老人年金糊口渡日的人。

第四，醫師沒有盡力施行延命醫療，就有遭到家屬提告的危險性，因此就算有一紙患者本人提出的醫療決定，缺乏法律效力為基礎的現在，醫師仍可能遭遇官司之禍。

最後，是大眾欠缺倫理觀念造成。追根究柢，醫療從業人員、家屬們，都是為了一己之私（感情上的不捨或其它），將自己也不願承受的無效醫療之苦，加諸在已經無法表達意願的高齡者身上，令其承受折磨至嚥氣。我們應當更守護高齡者的人權。在歐美，高齡者的延命將在倫理層面上構成問題，反而會避免患者因無效醫療多受痛苦。

殘酷的現實環境，讓長臥在床的患者不斷誕生

我是一個在救急型醫院工作的醫師，專長是神經系疾病，也看過無數因為病痛而無法進食的患者。由於這些患者的飲食機能幾乎都已無法復元，當無法確認到患者本人的想法時，我會和家屬共同商討後續的醫療方針。

在我自己還小的時候，祖父也因為失智症末期出現無法進食的問題，最後是在家裡過世。因為有過如上經驗，我一定會和家屬提到，希望他們接受「無法進食是疾病發展中的末期階段」，其實不一定非要患者接受灌食不可，人類的身體及壽命原本就有其結束的周期。不過，幾乎所有家屬都會選擇灌食，因為他們的腦子先入為主地只想著：不灌營養進去的話，親人就會死掉。鑽進牛角尖之後，思考陷入僵化、停止的狀態了。

我無意提及醫師或醫療機關方面的問題，反而想多談談日本人的生死觀念。希

望有更多人能夠鼓起勇氣去思考、去好好面對人生的起承轉結，既有起，必有終結的一天。

——臨床醫師

社會的約定俗成及具體改革制度的必要

我長年從事高齡者醫療工作，現今為身心障礙科的臨床醫師。

要我從醫療前線的角度來談，說老實話，真心覺得應該進行胃造口而提出建議的醫師，可說幾乎沒有。如果問：「這樣做好嗎？」會不猶豫地回答「沒問題！」的醫生，想必是根本沒有。

胃造口是一種為了讓患者能迅速離開救急型醫院、轉到老人照護設施裡去，而特地設計出來的醫療方式。這並非個別醫師價值觀的問題，而是現今醫療制度所造成的濫觴。為什麼進照護設施會需要做胃造口，其原因有二。一是照護設施中沒有足夠的人手來照顧所有入住高齡者的飲食問題；另一個就是，如果將能夠以口進食的高齡者送往照護設施，將不符合一般社會大眾的觀感。

不過，所謂的社會觀感，最近似乎正急遽地產生變化。日本老年醫學會提出對胃造口的正反議論，正是實證之一。此外，雖有一部分人堅持「醫療決定在臨床上不管用」，但觀念的興起是一種星火燎原般的東西，我在此想討論的是，在臨床上，的確常碰到無法確認患者是否同意治療方針的情況，但在已經出示醫療決定來明確傳達本人意願的前提下，竟然還能夠違反其意願強行治療，簡直是荒謬到令人不敢苟同的糟糕狀況。

——岩崎鋼

醫療前線的許多現象

我是一個工作於醫療前線的腦外科醫師。工作間，見識過太多意識狀態極為不佳的患者。

像鄙人一般，反對「無意義」的胃造口手術的醫師，相當之多。

但是，家屬總是極力避免任何死亡。最近雖已稍有減少，但過去，只要在病況說明時，提到也有不施以胃造口的選擇，家屬們無一不勃然大怒，指責醫師：「是想見死不救嗎！」

就算患者本人在還健康的時候，曾強烈表示過真正的意願，一旦發生腦中風等病症，讓家屬感覺「他不是原來的他」，家屬便會不自覺地曲解患者以前說過的話，家屬們陷入恐慌狀態，會固執地主張「總之先保住他的命」。

日本的醫療制度有許多問題，就好比渡過腦中風危急期的患者，就不能在一開始進入的救急型醫院住院太久，醫療補助也會因為制度上的缺失而出現缺口。

——來自加拿大

◆讓我們來確認自己對臨終期醫療的冀望有哪些

針對臨終階段的治療，進行、不進行以及中止等等，決定醫療介入的程度，在臨床上是極重要的課題。因此，日本厚生勞動省在二〇〇七年五月，頒佈策定了以實現更貼近患者需求的臨終期醫療為目的的「臨終期醫療決定流程相關指南」。務求讓患者的意願能更反映在臨終期的醫療介入中。以下正是這份指南的重要事項：

1. 能夠確認患者本人意願的情況下，基本以患者本人的意願為前提。
2. 無法確認患者本人意願時，
◎尊重家屬對患者本人意願的推論。

◎當家屬無法推論出患者本人意願時，由主治醫療、照護團隊與家屬共同商議。

◎患者無家屬或經由家屬授意由主治醫療、照護團隊決定時，以主治醫療、照護團隊之專業判斷為基準。

到了臨終階段，幾乎所有高齡患者都已無法表達意願，大多數時候都是由醫師及家屬來決定醫療內容。碰到這情況，根據該指南將由家屬來推測本人的意願。也因此，要在自己還能清楚表達想法時，有必要和家人共同討論關於延命醫療的問題。只是，很遺憾地，即使希望家屬能盡力推測患者本人真正的意願，仍有許多家屬只顧提出自己希望的做法。此時，患者本人的意願將永遠埋沒在繁雜痛苦的無效醫療中。

正因為有種種不確定因素，在此建議各位把對臨終期醫療的想法與意願落筆成書。目前，將本身意願寫成書面文件的比例只有極少的百分之五，更何況還不具有法律效力。但是，有和沒有，終究天差地別，只要預先留下醫療決定，在面對將發生在自己身上的臨終期醫療時，要傳達意願就容易多了，不僅是為了降低家屬間的爭議，更為保護自己人生最後階段的尊嚴，求得一路好走。請務必考慮預先立下醫療相關遺囑。

家屬為了領取老人年金而堅持延命的情況——Ⓡ

二〇一〇年有這樣一篇轟動社會的報導：在東京都足立區，一名戶籍上記載為一百一十一歲的男性，被發現早已過世並已成白骨。其長女及孫兒隱瞞長者過世，藉此非法繼續領取老人年金長達三十年。以此案件為契機，相關單位在清查之下，類似的案件如雨後春筍般不斷浮現檯面……

在我周遭，也有這樣的親戚。

兒子讓高齡且患上失智症的母親長期住院，但遲遲不繳納醫療費用。對醫院催繳的通知視而不見。健健康康的人，花著母親的老人年金過活，儼然就是個年金寄生蟲。直到母親在醫院亡故，他也沒有露臉致意。

在考量高齡者臨終期的醫療時，無可避免會碰到老人年金的問題。長期的經濟不景氣，我想，仰賴配偶或雙親的老人年金過活的人恐怕不在少數。另外也有辭掉工作在家近身照料高齡父母親，因而只能共同使用老人年金渡日的人。但是，日本的老人年金制度與醫療制度，卻有一個致命的重大漏洞——為了能更長久領取老人年金，將高齡者推入無效延命醫療的深淵中，令高齡患者一年年痛苦下去。

高齡患者入住安養病房時，平均每個月的醫療費用約為日幣六十萬元（患者需支付部分負擔）。其它由國家支付，並另外給與患者老人年金。如此一來，不省人事、長年臥床接受延命醫療的患者，每個月將耗損國庫約六十～七十萬元。長久下來，國家財政惡化是必然的結果。金錢應當用在真正需要醫療救命的人身上才對。

臥床老人的困境

說來慚愧，與其要做胃造口，我寧可不活到那個地步。但當我說要拒絕臨終醫療時，內人十分擔心。我倆現在也算仰仗老人年金糊口，一旦我走了，年金也會終止給付，內人光靠一人微薄的年金恐怕無法活下去。不管成了什麼樣子，只要還活著就能繼續領取年金，這讓我開始猶豫自己是否真的該拒絕延命醫療了。和我身處同樣境地的人，是否還是堅持拒絕臨終醫療介入呢，我實在煩惱。

——pasocon99

來信的這位朋友，我想他正接受高齡厚生年金以及高齡基礎年金的接濟。丈夫先行過世的話，留下來的妻子僅能得到少額的遺屬年金，額度約為高齡厚生年金的百分之七十五。因此即使丈夫過世了，年金也不至於一夕全無。

又一個關於自私家屬的故事

在高齡者中，很多都擁有領取高額老人年金的資格，在社會經濟不景氣的影響下，許多家庭都僅靠長者的年金渡日。也就是那種付完住院費後，手上還能留一筆錢的案例。

「他本人是不想弄那些胃造口還是人工呼吸器什麼的啦，但能不能就都做了，讓他盡量活久一點。」也有來自這種家屬的拜託。

如果患者本人留有預先立好的醫療決定，醫師就能夠立場堅定地回答：「不，患者本人的意願為最優先，我不為他施作胃造口。」讓患者能有自然的善終。但如果沒有這份醫療決定呢？如果家屬威脅：「明明有胃造口之類可以提供營養的方式，醫師卻見死不救！」對醫師提起告訴後，萬一醫師敗訴了呢？念及這些無法收拾的後果，醫師終究只能為無法言語的患者施作各種醫療，將他們困在衰敗的軀殼中受苦。

當自己連吃都沒辦法吃的時候，就是壽命到頭的時候，這麼想的朋友，請把自己的想法寫在紙面上確實傳達給家人吧。

——dr north

臨終醫療的內容和目的受到媒體曲解與誤傳——K

二〇一三年，日本一家全國性報紙媒體做了大篇幅報導，標題寫著：「麻生副總理取消之前對臨終期醫療的發言『希望他們快點死』！」光看這個標題，我不由得感到一股憤慨，心想：「居然叫老人們快點死，實在太過分了！」

我迅速讀了這篇報導，裡面寫著：「麻生副總理在出席社會保障制度改革國民會議時，以如下立場展開激烈的議論：讓那些想死的人『還有空間活』，況且還是用政府的錢賴活，不是更該羞愧嗎？讓他們趕快死一死什麼的，不好好想些方法解決這問題是不行的！」

另一家全國性報紙則是這樣報導麻生副總理的發言：「我早就寫好遺書交給家裡人了——不必給我弄那些東西，讓我死快一點。」此外也有類似上一家報紙內容的報導：「就算自認為差不多也該死了，但（因為醫療制度）終究會『被活下來』，這樣賴活著，況且想到是花政府的錢，豈不是更加羞愧嗎？」諸如此類如上敘述。

新聞媒體的立場對麻生副總理的發言採取批判的立場，但仔細讀過後，會發現他的主體是「自己」。也就是說，他的意思是指當他自己步入高齡、壽命將盡時，不想「被活著」。更何況是花用他人辛苦繳納的稅金，一想到就覺得慚愧不堪。

我完全認同麻生副總理的想法。但是，新聞媒體掩蔽刪除了他的主語，使整段發言看起來像是在批判他人，僅造成人們留下麻生副總理「催促老人們快點死」的印象。對麻生副總理的原意形成極大的諷刺。

同樣的情況，以前也曾發生過。針對長期臥床老人施作胃造口手術的問題，當時日本自民黨石原伸晃幹事長，在參觀見習過胃造口患者病房後，發表如下感想：「有許多已無意識的人，被插上管子活著。環視（醫院裡）數十人一間的患者病房，要問我感想的話，我只能說——好像電影「異形」。就好像有異形把這些人的身體當成寄宿對象，蠶食這些人的身體似的。」同時他又說：「我嚴正表述，絕不可無視人類的尊嚴，我個人也已和我妻子兩人決定絕不做那種東西（胃造口）。」

針對他的發言，社會上出現許多批判。但大眾應該要瞭解到，對一般非醫療從業人員來說，看到眾多胃造口長臥的患者橫陳的景象，就是會有那麼大的恐懼和衝擊。石原伸晃幹事長的發言風波，僅僅因為他身為政府要員，因而被刻意找碴罷了。

這兩位政治家的發言，不過是陳述了一般人不想面對的事實而已，大眾應該為此深刻去思考。如果去看看兩位的推特，會發現在回應中，贊同意見佔壓倒性多數。

說出真相反而會遭到非議，這是日本媒體造成的亂象。實在希望它們別再假惺惺地打著似是而非的人道主義大旗，四處添亂，阻礙社會必要的進步。

對這兩位具有廣大影響力的政治家的發言，我喜聞樂見。再者，期許這能成為一個契機，引發國民們更大的討論風潮。

過多的醫療反而成為平靜死亡的阻礙——Ⓚ

在我出生的一九五〇年代，有八成的人是在家中過世，在醫院裡嚥氣的人僅有兩成。當時的人大多是不受折磨地在自家安穩地迎接死亡。但現今社會卻完全相反，有八成的人在醫院中渡過最後一刻。也因此讓人產生一種錯誤印象，好像人上了年紀後，長住在醫院，最後死於醫院是理所當然的事。

醫院原本就是一個任誰都很不想去的地方，用來作為告別人生的舞台，絕不是個舒服的好地方。雖說有些人是沒有家人的照顧，不得不住院，但這不影響醫院讓人不想久待的事實，之所以有那麼多人在醫院過世，無非是患者本人或家屬擔心萬一而預先移送至醫院，以保安心。有沒有人想過，所謂的「萬一」指的是什麼情況呢？衰老到已經無法進食的高齡者，萬一沒營養必須趕快打點滴，所以移到醫院嗎？尿不出來必須趕快洗腎，所以移到醫院嗎？萬一呼吸停了要趕快裝上人工呼吸器，所以移到醫院嗎？萬一心跳停了要趕快做CPR，所以移到醫院嗎？對臨終階段的高齡者來說，心跳、呼吸停止，或是器官機能的衰竭，都是身體壽命走到盡頭的反應，和意外傷害、突發的疾病不該相提並論。

日本的醫療環境，直到高齡者壽命將盡的最後一刻，都還在進行過度的無效醫療。在臥床住院期間，反覆引起各種併發症，其結果就是讓高齡患者死於痛苦不堪的折磨。如果能摒棄對高齡者施行不必要的過度醫療，即使在日本，相信也能夠在自宅或安養院中進行完善的臨終陪伴。

◆就算痛苦，也還是要求患者忍耐下去的醫療觀

在日本的醫療概念裡，比起「緩和患者的痛苦」，普遍會將「要求患者忍耐不適」

放在更優先的位置。舉個大家熟悉的例子，像是照胃鏡或大腸鏡。我個人每隔一兩年就必須努力吞一次胃鏡，對我來說，那實在是很辛苦的過程。每當攝影機的管子插進嘴裡（最近已改為鼻腔），我都忍不住後悔，埋怨自己為什麼要來受罪，嘀咕著：「早知道明年再做就好了！」

我也做過大腸鏡。腹腔裡的腸道被撐脹的感覺很難受，攝影機的前端好不容易到達回盲部了，心想終於可以告一段落時，卻又發現大腸息肉。結果瞬間加碼，成了直接去除息肉的小手術，檢查時間一再拉長，可謂苦不堪言的經驗。

「息肉放著不管，以後可能會變成大腸癌，所以趁早去除才好，請忍耐一時的不舒服」——這個觀念非常有說服力，各位或許也會覺得理所當然，但我本人卻一點都不願再做這檢查了。

再來，拿日本普遍的自然分娩做例子。我一介男子，雖然不能體會分娩的劇痛，但聽內人敘述，分娩痛實在是極為猛烈，以至於她在分娩時總會呼喊絕不再生孩子了。

另一方面，在美國，大腸鏡和胃鏡檢查是以服藥降低患者注意力，在其意識模糊的情況下進行。在還未感受不適前，檢查便已結束。可惜缺點在於結束後，患者無法自行離開，需要有人同行以保安全。而美、英國也以無痛分娩為主流。

以前我曾在美國波特蘭的醫療機構見習，一位長住該市的日本人和我聊起，他在當地拔牙後，牙醫會開立麻藥讓他用於後續鎮痛。

如上所述，日本傾向讓患者忍耐治療過程間造成的不適，而相對地，在美、英國則以減緩消除患者的不適感為優先。為了治療，造成患者在傷病之外增加更多新的痛苦，似乎是相當不受認同的做法。這種邏輯也反應在臨終階段的治療上。

在日本，不惜將臨終期的高齡者綁起來，也要繼續插點滴、灌食管，裝人工呼吸器、洗腎機。抽痰或更換氣切部位的塑膠管時，讓患者承受有如嚴刑拷打般的折磨。懷有惻隱之心的護理師甚至心痛地說：「醫院把老人當成生財工具，社會難道坐視不管嗎？」讓高齡患者承受痛苦的延命醫療，只不過是在醫療的名義下，行虐待老人之實。

日本的健保僅將癌症及愛滋病列入緩和醫療的給付範圍中，而世界衛生組織（WHO）的標準是——威脅到生命的任何傷病、疾病，均在緩和醫療範圍裡。因此，肺氣腫、慢性支氣管炎、末期的心、腎、肝相關疾患、神經系罕病、失智症、衰老等等，都是緩和醫療的施行對象。

二十一世紀被稱為「老年緩和醫療」時代，在歐美，高齡者在邁入臨終期時，都會接受緩和各種痛苦的醫療。

由澳洲政府所製作的「給高齡者照護設施的緩和醫療指導手冊」中，提及高齡者及重度失智症患者需要接受緩和治療的必要原因：「高齡者多有複數疾患，臨終階段較短，表達上也有困難。此外重度失智症患者餘生無多（大多為三年），應當首重高齡者及重度失智症患者的人格尊嚴，有協助減輕其痛苦、盡量避免住院造成不適之必要。」

日本近來也稍稍往好的方向開始發展了。日本老年醫學會推出的〈表明立場二〇一二〉中也提到「高齡者臨終階段的醫療及照護，應針對緩和其痛苦及提高生活品質為優先，做最大努力及協助」、「高齡者的臨終階段將出現各種不同需求，應盡量廣泛活用緩和醫療及照護技術」。

為了讓這份「表明立場」不致淪為畫在空中的餅，健保應修改條例，將所有會危及生命的疾患都列入緩和醫療的補助對象中。而與高齡者醫療息息相關的從業人員，也有必要付出更多努力以落實緩和醫療。

其他觀點

從醫師角度看胃造口手術

文／宮本秀一
（宮本顯二、禮子之子）

◆與胃造口導食手術的相遇

自披上白袍至今，我身任消化器官內科醫生至今已有七年。在我成為醫師的第三年起，開始執刀進行胃造口手術。

施作胃造口的方法有好幾種，最普遍的方法是先用胃鏡觀察胃部內側，同時自皮膚外開個小洞，順勢將管子穿入胃袋裡。這是最不容易引起併發症、任何一位消化器官內科醫師都能進行的極基本手法。

原本我因為習得了能夠安全地施作胃造口的技能，感到相當振奮。但是，在為無數的患者進行胃造口的過程中，有許多病例總讓人不禁想著：「這位患者真的有必要做胃造口嗎？」

◆施作胃造口的現狀

這件事發生在我做研習醫師時的醫院。該所醫院充分顯示出社會的高齡化，院內有許多因為吸入性肺炎而住院的高齡患者。肺炎只要投以抗生素就會好轉，但投藥後患者本身將更無法靈巧地進食，因此會反覆引發吸入性肺炎。其結果與其說是單純的肺炎，不如說已成了雞生蛋後蛋再生雞的惡夢循環。最後高齡者全成了離不開點滴的囚犯。

另一方面，讓患者長期住院打點滴，醫院的病床數會不夠，導致無法接受其它需急救的病患。因此，醫院得想辦法讓患者轉移到能夠進行長期照護的機構去。而照護設施又明言表態，如果患者未施作胃造口以利於餵食，就無法獲得入住資格。

兩相夾擊的情況下，問題從「是否該施作胃造口」，變成「不做胃造口，病床空不出來」。坦白說，比起「是否真的有需要」，殘酷的真相其實是患者都在「不得不做」的情況下，被判定需要做胃造口。

再加上醫師就算本著良心，向家屬建議不做胃造口，接受高齡者身體自然衰老的事實，家屬反而都是持相反意見：「不管什麼都做，一定要撐到最後一刻！」、「不幫他補充營養，你的意思是要他直接去死嗎？」像這樣的指責，每天都在上演。

◆和母親的協議

「胃造口真的有其必要嗎？」這個問題在工作紛擾的日子裡，已被簡化為「也沒有別的辦法」。和呼吸科的醫師討論過後，為了順利將病人轉出，也為了完成家屬們的意願，我終究還是為患者進行了手術。

我母親一直不遺餘力地呼籲大眾重新審視胃造口的必要性，有一天，我和母親聊起這個話題。她單刀直入地問我：「臥床的高齡患者真的有必要做胃造口嗎？為什麼？」我的回答如下。

「我認為確實有很多患者不需要做胃造口。我們消化器官內科醫師對胃造口也不是什麼積極的立場。而是現況逼人不得不做。母親你們忙著推動，但完全搞不清楚資源不足的地方性醫院有多少難處！」

一想到因為我是消化器官醫師，所以被認為一定每天開開心心地在患者的肚子上開洞，我講話不由得暴躁了起來。但冷靜下來後，仔細思考了一番，如果對現狀感到矛盾不平，那麼不只是高齡者相關的醫師，我們這些負責開洞的消化器官科醫師，不也應該盡一份力，想辦法去改善有缺陷的制度和現況嗎？

◆瞭解雙親推行的目標

自那次談話後，原本我對父母在推行的「迎接臨終階段的方式」不感興趣，竟也開始有了種種想法。後來還去聽了石飛幸三醫師主講的臨終期主題講座。

撇開胃造口到底該不該做，諸如「末梢點滴是否有必要」等等，有太多我應該去注意但卻未曾思考過的問題。回過頭來，我們消化器官內科，照顧過許多癌症患者的最後階段，我們總是盡可能降低癌症患者在末期的疼痛，以患者本人的意願為優先，調整醫療的介入，避免在醫療間造成患者更多負擔。這些平日理所當然的事，為什麼對象一旦換成臥床的高齡者，習以為常的體貼就都不通用了呢。

◆能否改善現今的僵局

為了充分瞭解醫院裡目前的真實情況，我對醫院裡的護理師們做了問卷調查。內容關於他們本人在步入高齡時，若因吸入性肺炎所苦時，是否願意做胃造口。而結果不出意料，僅有百分之十的護理師願意施作胃造口。不過，照顧患者日常起居的看護們也提出了不同的意見，認為不幫老人家做些點滴或灌食的話，在旁邊看了覺得心裡難受。想來我們醫療前線人員，在觀念上仍有許多不統一的部分。

再者，我向地方醫療資源整合單位洽詢，確認「入住高齡者照護機構，是否必須裝設胃造口導食管」。而僅有一家照護院所，在各種條件限制下願意讓未施作胃造口的患者入住。其它的院所則一律拒絕未進行胃造口的患者。有經費上的問題、家屬的意願、慣例等等，原因有很多，但結果不變。

患者或家屬的意願、醫院以及接受照護的院所的立場等等，問題錯綜複雜。今後患者本身就應該預先考慮到種種，妥善指示臨終期的安排。然後和醫院及照護院所進行討論，交換意見後研擬出臨終期醫療的進行方針，在此之間，重新審視胃造口的必要性，也將是不可輕怠的重要環節。

◆胃造口的是與非

聊到最後，我以一個消化器官內科醫師的身分，有一件不得不說的事。現今，胃造口確實是一種即使患者不需要，也未必有拒絕空間的手術；但各位必須明白，胃造口絕非一種有害無利的治療法。

例如食道癌的患者，很多都會因為癌症的後遺症影響，導致食道閉塞。仰賴化療、放射線治療而重拾飲食功能，需要數個月之久，這段期間患者經由胃造口導食，獲得充分的營養，才能夠提升治療與復元的效果。另外也有進食中容易咳嗽，導致反覆引發吸入性肺炎的高齡患者。雖說是高齡患者，但他是一位頭腦和身體都還很硬朗的老人家，經過他本人的思考後決定接受胃造口手術，爾後由於能夠透過導食管攝取充分的營養，回歸正常的生活之外，甚至還常常灌入啤酒，重溫幾分小酌後的微醺幸福感。

簡言之，胃造口並非無用的治療手段，而是一種需要審慎評估是否有施作必要性的治療方式。我想各位該討論的不是胃造口的「是與非」，而是胃造口手術的「需要與否」。

第4章

大眾要的是「能平靜迎接死亡的醫療」

- 重大誤解！關於臨終期水分及營養的人工補給
- 一次點滴的營養，僅等同一罐果汁！？
- 原本是為了避免吸入性肺炎而做胃造口，但……
- 透過胃造口而獲得幸福生活的例子少之又少
- 美國的內科教科書這樣教：「人將死就會不想吃」
- 說實話，連一天五百毫升的點滴都不應該打
- 安詳而終的人，都沒有做經腸道營養及點滴
- 相關議題：「安樂死」與「尊嚴死」

重大誤解！關於臨終期水分及營養的人工補給——Ⓡ

在日本，人生將到盡頭，飲食都已無法進行的高齡老人，醫院仍會以人工的方式為其補充水分、營養。這在世界上是極少見的奇怪現象。

有一天，我和在消化器官內科工作，平日也會為患者施作胃造口的兒子說：在日本的常態，不代表就是世界的常態。

而他這麼回答我：「話雖如此，又有什麼辦法？我們只是聽命行事，不趕快做胃造口讓他們出院不行啊。我周遭的年輕醫生大家都對這話題沒興趣啦。」面露不悅之色。

施作胃造口的醫師，在完成手術後通常便不會再為這些患者看診，年輕的醫師更是如此。因此無從瞭解胃造口對特定類型（無意識、長臥）的高齡患者造成的後續效應。我個人希望諸位年輕的醫師，當醫院或家屬要求進行胃造口手術時，不要像機器人般量產，而是細心去評估每一位患者是否有必要進行手術。

◆各種類型的人工營養

在此也容我說明一下什麼是水分與營養補給。碰到患者無法經口攝取食物、水分時，醫護人員使用管子、針在消化管或血管、皮下注入水分或營養劑，稱之為人工補給水分、營養。

人工營養分為以下三種：經腸道營養（經鼻胃管、胃造口供給營養，由腸道吸收）、靜脈營養（中心靜脈、末梢靜脈注射，由靜脈吸收）、皮下注射等。

這幾種方法裡，經腸道營養及中心靜脈營養能夠供給人體足夠的營養，因此視症狀雖有不同，但基本上可確保人體能夠長期存活。相對地，末梢靜脈注射及皮下注射能提供的營養有限，最多只能輔助人體存活二至三個月。

1 經腸道營養

這是活用人體消化道系統的生理性營養補給法，只要患者的消化系統仍可正常使用，是人工補給營養時的首選方式。在具體施行時，主要採以下兩種方式。

經鼻胃管營養：自鼻腔插入細管直達胃中，將水分及營養劑注入。鼻胃管一整天都不會取下來，十分不舒服。不乏見到患者會哀求：「拜託，別再折磨我了。」有些患者耐不住難受，自己把鼻胃管拔了，換來的是雙手被綁在床欄或輪椅上。為了預防感染，每兩週左右會替換鼻胃管，過程極為不適。此外，重新插管時也偶有管子誤入肺腔，導致營養劑灌入肺中，引發重大危險的可能性。由於鼻胃管實在太不舒服，超過四週的患者，通常醫院會勸說改採胃造口導食管來減輕負擔。

最近也碰到一些家屬提出要求：「他說過不要做胃造口，那給他鼻胃管好了。」補充水分與營養的強迫性延命，從哪裡補充營養其實是一樣的，請深思人工補給營養是為了什麼目的，而這位患者的狀態是否真的需要延命。

胃造口導食管：在皮膚和胃之間用一段管子貫穿，並將管子留在原地，此後就可以藉由管子將營養品直接送入胃中，也就是進行經皮內視鏡胃部造瘻手術（Percutaneous Endoscopic Gastrostomy，PEG）。手術會在局部麻醉下以內視鏡進行，需要的時間僅為十五分鐘，在腹部也僅造成五厘米的傷口而已。但在全身狀態極差或判定剩餘生命不到一個月的情況下，不會施行。

和鼻胃管比起來，胃造口的不適感顯降低很多，也不會有導食管誤入肺部的問題，等到患者能夠自行進食後，由醫師將貫穿皮膚至胃部的短管拔出，僅要半天時間，傷口即會自動閉合。

以前當我負責操作胃造口的內視鏡時，認為雖有局部麻醉，但施術時想必還是非常疼痛的。但接受手術的五十人中，喊痛的人一個也沒有，因為沒有任何一個患者是會說話的。施作胃造口的高齡患者，幾乎都已陷入長期不省人事的狀態。

2 靜脈營養法

在患者的消化道系統已經失能時，將水分及營養輸送至血管中的方法，具體施行方式如下。

中心靜脈注射：在大腿內側或鎖骨等靠近心臟的位置，選擇一條粗大的靜脈插入導管，由此將高濃度的營養劑注入血管。雖然能夠注入生命所需的足夠營養，但導管長時間留置在血管中，不時會引起感染。因此需要定時更換。

末梢靜脈注射：也就是所謂的打點滴。在手腳等身體末梢較細的血管處注入低濃度營養劑，光靠末梢靜脈注射是無法維持生命的。

3 皮下注射

在胸部或腹部皮下刺入長期人工靜脈植入器，分長時間緩慢注入五百至一千毫升低濃度營養劑。皮下注射提供的營養遠不足以維持生命。在患者身體狀況太差，找不到血管可以下針的情況時，通常會改採皮下注射。

一次點滴的營養，僅等同一罐果汁!?——Ⓚ

經常會有家屬這樣說：「醫師，拜託你，打個點滴也好啊！」那麼，各位是否知道一包點滴，能夠提供人體多少營養呢？

平常使用的葡萄糖含量百分之五的點滴液，能夠提供一百卡路里的營養。附帶一提，一小罐果汁的熱量，少算一點也至少有九十卡路里，八分滿的一碗飯有約二百三十五卡路里，一口大小的栗子糕點有一百二十七卡路里。

因此，花了兩個小時注入點滴，身體所獲得的營養可說微乎其微，完全只是補償心理。有沒有必要為了順利打點滴，不惜連患者的手腳都綁起來，實在是有待檢討。

或許有人會認為「打高濃度的點滴液不就解決了嗎」。確實，高濃度點滴一包有約一千六百至一千八百卡路里，但過高濃度的輸液，會堵在末梢血管引起發炎，因此無法使用。想要用高濃度點滴，只能在大腿內側或鎖骨等接近心臟的位置放入長期人工靜脈植入器。而植入器插在靜脈上超過一個月，導管就會被病菌汙染，在人體裡引起致命的感染，所以需要定期更換。更換導管對患者來說，又是一輪痛苦的折磨。

醫護人員將針刺入、在手術中用刀切割患者身體，之所以不會被逮捕，因為這是在進行正當的醫療行為，同時患者也同意接受治療。但對臨終期的患者來說，既沒有進行醫療的必要、也未得到本人的同意，卻為了打點滴不惜將患者綁起來，諸如此類未獲得患者授權的醫療，其正當性需要非常強大的後盾支持。

中風傷殘等級五的母親

九十八歲的母親，經常吐著舌頭不肯吃飯，我認為那多半是她身體不想接受的原因。我也請求長照中心的看護們，碰到這情況時不要硬餵她吃。聽說今天她三餐都吃完了，狀況雖然這麼難預料，但我覺得這樣已經很夠了。不要胃造口、不要點滴，就一切順其自然。

——biko

現階段很難拒絕胃造口

我是站在胃造口這邊的人。讀了您的報導，十分受到感動。如果這樣的觀念也能形成一股風潮的話……，想歸想，但就現在的階段來說，似乎非常難實現。

首先，點滴有太多盲目的信徒。碰到有家人無法進食的情況，會傾向用點滴來補充營養的人，不管是患者本人或家屬都壓倒性地多。因為患者吃不進東西了，帶到醫院去連打好幾天點滴後，就改為長期住院。一旦開始住院，醫院也不是慈善機構，總要考量到資源運用的報酬率。長期住院進行末梢點滴，患者在幾個月後便會油盡燈枯而死，但這段期間也會累積出醫院的赤字。為了讓病床的運轉率提高，避免造成赤字，只能盡快為眼前的患者找出下個去處。而下個收容他們的地方，要求他們必須先做胃造口……一個個都是這樣的流程。

即便能掀起拒絕胃造口的風潮，無法撼動崇拜點滴的信徒們的話，或者說無法改善這類患者造成醫院的財政赤字的話，終究無法把無效醫療自高齡者身上剝離開來。小規模的醫院也將無法負荷。

——MOMO

原本是為了避免吸入性肺炎而做胃造口，但……——Ⓚ

二〇一一年度，日本人死亡原因排行榜高掛榜首的是惡性腫瘤（癌症），第二名是心臟病，基本和前年相同，但是原為第三名的腦血管疾病降至第四，去年的第四名肺炎則上升了成了第三名。而現在，因肺炎而死亡的患者仍在增加中。

因肺炎而死亡的人數增加，其最大的原因就在於人口的高齡化。根據調查結果，越高齡者，因肺炎而過世的機率越高，超過八十歲的高齡族群更是明顯（如圖示）。因肺炎致死的人口中，有百分之九十七為六十五歲以上人士。其中幾乎都是因為口中的食物或細菌、胃裡的消化物因各種原因不小心進入肺中引起。

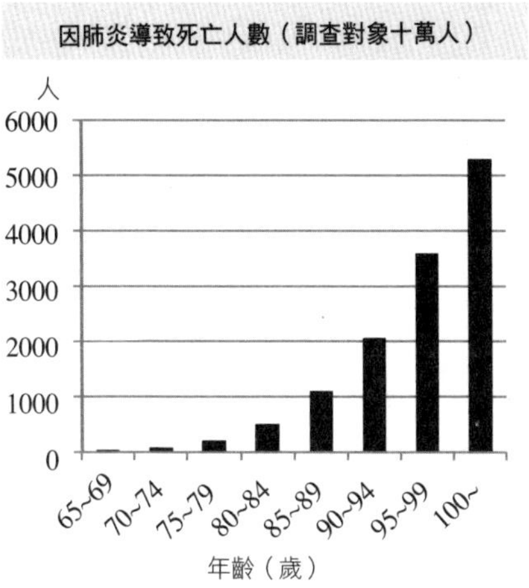

資料取自二〇一四年人口動態統計

健康的人進食時，口中的食物滑入食道，就算偶爾誤入肺中，也能迅速咳出或吐出來，並不會引起肺炎。相信大家都有過飲食時剛好咳嗽而嗆到的經驗。但對虛弱的高齡者或已發病的失智症患者來說，要咳出嗆到的東西並不容易。

再者，也很難時時保持口腔乾淨，睡覺時殘留在口腔裡發酵腐敗的殘渣、細菌等等，和唾液一起嗆進肺腔裡時，就會引起吸入性肺炎。就算運氣好，一度痊癒，也會因為體能衰退而引發下一次感染，反覆之間將最後的健康消磨殆盡，因肺炎亡故。

胃造口導食管，就是避免吸入性肺炎的治療手法之一。原本這是為了一些短期間內無法經口攝取飲食的病患而設計開發的營養補給方法，但在日本，胃造口不只是補給營養，反倒成了那些無藥可醫的高齡者、發病後的失智症患者在臨終階段時避免吸入性肺炎的利器。更現實的是，成了延長他們生命的無效醫療。

話說回來，就算施作了胃造口，也無法防止唾液嗆到、食道胃液倒流等問題造成的感染。許多研究報告指出，許多發病後的失智症患者，雖然已施作胃造口，營養狀態並未改善、生命並無得到延長，甚至連爆發吸入性肺癌的頻率也沒有降低。

因此，在我們曾造訪的歐、美、澳洲的醫療照護機構中，不僅沒有失智症患者進行胃造口，連臨終階段的高齡者也沒有進行此項手術。所有人都是採取自然進食，吃得下多少是多少，不特別干涉。而已無法飲食的高齡患者，通常在兩週左右就會安詳地自然過世。

雖然我還未親身前往見習，但聽說法國的醫療照護機構也不進行胃造口。「因為他沒辦法進食」、「因為會造成吸入性肺炎」，別為了這種原因去進行胃造口，從患者的視點去看，仔細思考這樣做是否真的對他有益，才是最重要的。

透過胃造口而獲得幸福生活的例子少之又少——®

至今，我已見過數百位做過胃造口的患者，但幾乎所有人都是長臥在床，意識不明，毫無言語能力。不僅如此，當他們在更換氣切處的導管或抽痰時，總會痛苦得全身顫抖，彷彿正受到酷刑拷問。仰賴經腸道營養法活下來的患者，通常也拖不過五年。

話雖如此，視無法進食的原因不同，倚靠人工補給營養渡日的患者，其生活形態也有所不同。也有人受惠於胃造口，重拾幸福的生活。

以前有一位我會到府診療的七十六歲失智症女性患者，自她數年前腦中風後，便因為吞嚥障礙而無法進食。因此她在家由丈夫照護，透過胃造口供給維生所需的營養。偶爾她會提出「想吃烤魷魚乾」之類的任性要求，讓丈夫不知該如何是好。她非常期待我到府看診的日子，即便說話含糊不清，仍然樂得說個不停。每週三次的到府照護服務，總是讓她開心得手舞足蹈。就算無法經口攝取飲食，但有胃造口幫助她獲得營養，讓她仍然能夠充滿活力地享受生活，令人也為她感到高興。

但是，像她一樣能夠重拾生活品質的人，實在是滄海一粟。倚靠人工補給營養而活，究竟代表什麼意思，各位有必要再深刻思考。

身為家屬的心情

我的祖母被安排做了胃造口手術，只要她還活著，就不能再自行飲食。

而到了現在，她已看不見、不會動，也不會講話了。在我覺得，這個環境有如一個強迫她活著的地獄，她在這其中會怎麼想呢？她心裡的希望是什麼呢？答案我們卻永遠無從得知。

但我還是為了想見見她那僵硬但確實活著的臉龐，反覆地前往長照院所。我想要她解脫，可是我也想能夠再觸摸到她。

——松

胃造口也有其優點

家母因為巴金森氏病的發展，自三年前一臥不起。由於很難從口部餵食，於是為她做了胃造口裝設導食管。只有在她身體狀況很不錯時，為了讓她復健而多少讓她從嘴巴吃東西。以前她的身體幾乎連動都不動，也幾乎完全不能言語，但到了最近，不僅能講出正常的句子，甚至有時還會開玩笑。長期裝著胃造口和導尿管，並不是單純的無效醫療而已，我為此感到非常慶幸。此外，因為胃造口導食相當簡便，家人忙起來不夠人手照應時，也不構成太大的負擔。

我認同人要死得有尊嚴，但我覺得這在某種意義上，也是要人放棄部分機會，狠下心選擇死亡。

——乾枯老頭子

美國的內科教科書這樣教：「人將死就會不想吃」——K

日本相當重視延命醫療，把生命延長多一分一秒視為自身使命的醫師相當不少。也因此當醫師向家屬說：「他吃得進多少算多少、喝得了多少也算多少，不要再打點滴或灌食了，請順其自然地照護他。」家屬都生氣地回應：「你想餓死他嗎！」甚至還有醫師被逼到離開醫院。

此外，也曾有一位安養院所的護理師，在發表臨終陪伴的經驗時，遭到底下的醫師當眾責難：「搞半天，你做的事說穿了就是在患者旁邊見死不救罷了。」

就如同石飛幸三先生在其著作《平穩死的抉擇》中所介紹的一樣，在《哈里森內科學》一書中明確地寫到：「當死期將近時，會造成不再攝取食物的反應，而不攝取食物並非造成患者死亡的原因。」《哈里森內科學》是歐美任何一個醫學院學生都讀過的權威級內科學教科書。不只是醫科學生，就算是實習醫師、一般內科醫師也都經常書不離身。在日本，此書不只有原文版，其廣泛使用度也促使出版界製作了日語版。請手邊有書的讀者們，一起翻開《哈里森內科學》查閱（日語版第三版，英文原著第十七版）。

第一章裡，有一項「緩和醫療與臨終期照護」。明明不是最後一章，但內容卻極為震撼。石飛先生所介紹的幾段提及的內容裡，對於臨終期的患者及其家屬的對應，有具體詳細的敘述。例如以下幾段：

◎即使施用經口、點滴、經腸道方式為人體導入營養，仍無法達到減輕症狀、延命之效果。

◎對於臨終期的脫水，家屬會有「患者會不會受口渴之苦、會不會因為脫水而死」之疑慮與不安，醫師應為家屬說明「臨終期的脫水，患者會在出現脫水症狀前即進入意識昏迷狀態，並不會感到痛苦」，使家屬放心。

◎經靜脈營養（靜脈注射），會造成患者肺水腫及末梢浮腫的惡化，並將死亡的過程拉長。

◎吞嚥障礙（攝食、飲水不順）時，不可強迫進行經口攝取。
◎呼吸停止或呼吸困難狀態問題，無意識的患者並不會感到窒息或空氣稀薄的痛苦，醫師應主動說明讓家屬及照護者感到安心。

關於治療方法的選擇上，有以下等內容記載：
「所有治療（醫學性介入）都有非利益（造成負擔）及利益兩種效果，將特別治療視為與一般治療不同，以不同的原則進行，是有違倫理的行為。對於每一位患者，當醫療造成的負擔超過利益時，就不應該進行任何醫療性介入。」
這邊提的「特別治療」，指的就是人工呼吸器、血液透析、人工補給營養等等。
這是極為重要的觀念。但十分遺憾地，現今日本的高齡者臨終期醫療觀，還未發展到這一高度。
依循上述觀念舉一個具體好懂的例子。高齡患者在臨終期會面臨應該施作胃造口（特別治療），或是進行簡單的末梢靜脈注射營養兩種抉擇。但在患者已進入臨終階段的情況下，以上兩種治療的負擔都超過醫療能帶給患者的利益，因此兩種醫療方式都不應該進行。

◆日本的教科書上沒有關於臨終醫療的資訊

另一方面，在日本的內科醫學教科書上，關於臨終醫療的相關內容，可以說沒有隻字片語，而有開設臨終醫療相關課程的大學更是極為罕見。也就是說，在日本，協助高齡者如何在臨終期安穩平靜邁向終點的醫療方式，完全沒有相關研究及教育。

而我們所面臨的現況，是進步的醫學正在無孔不入地妨礙患者平靜的死亡。今後我們將有必要推廣重視QOL（生命、生活品質）的臨終期醫療教育。衷心希望我們的醫學教育能夠有所改善。

如果已經沒有食慾了，不吃也無妨

我父親是周遭公認的大胃王。身體還健康的時候，常會說自己哪天要是吃不了了，八成就是死期到了。我覺得正確的說法應該是：如果沒食慾了，就是生命將盡的時候了。

人類是一種即使行動有所不便，只要想吃，就還是會想盡辦法吃到嘴的生物。在父親過世前兩個月，他的食量慢慢地減少，常嘀咕著：「怪了，我居然看著卻不會想吃……」而身體日益變得瘦小，最後安詳而滿足地仙逝了。

當時如果我父親有任何想吃的東西，我必定會盡全力滿足他，但我那個大胃王老爹卻已經不想吃了，我想，應該是他的身體自然而然地在做告別的準備。因此，不管什麼事都不要去勉強他，穩定地輔助照料他，其它一切聽天由命、順其自然，難道不是更妥善的方式嗎。

這是我父親教給我，最後一件重要的事。

——伊藤公子

第三年的忌日

九十一歲時過世的母親，打從父親死後，一人獨自生活了十七年。某天因為突然動不了而被送至醫院。我奔至醫院，看到母親正精神奕奕地吃著晚餐，因而放心下來。

隔天接到醫院通知母親發生中風。再度奔至醫院，看到母親左半邊臉已僵硬不動，面容都變了。所以那次中風尚稱輕微，不只能說話，食慾也恢復得很好。連一些久未見面，連我都記不起來的名字，母親都能馬上如數家珍，讓我真的很放心。

可是，僅僅兩個月後，她的食慾逐漸降低，最喜歡的高級鮪肚肉也不太吃了，甚至咬一咬就吐掉。我當時因為擔心而常常發怒，叱責她：「逼自己也要吃下去，不然會死喔！」如今回想起來真是後悔。

她本人說過「到了最後就不要延命了，讓我輕鬆地走」。主治醫師也贊成，因此最後僅用些許點滴和氧氣輔助，沒有給她裝上任何多餘的管子和機器，母親就像森林裡一棵悄然枯萎的樹木，嚥下最後一口氣，安靜了下來。一瞬間，我甚至感覺不出發生了什麼事。

坦白說，我曾經在心底揣測過，當時母親把食物嚼過後吐掉，是否在抗拒什麼，或是一種消極的自殺呢，這件事煩惱我許久，看到您的專欄讓我豁然開朗，實在非常感謝。

——simatta 512

◆在家順其自然地照護，並非任其餓死

每當我說到有些國家對臨終期的高齡患者不投以點滴也不做胃造口導食，一定會有許多質疑的聲音：

「這是要餓死人嗎？」

「這樣豈不是讓老人死於飢餓和脫水？」

因空腹而感到痛苦，叫做「飢餓」，因飢餓而死叫做「餓死」。因為有強烈的空腹感，所以感到辛苦、痛苦。但臨終期的高齡者幾乎不會有食慾。腸胃系統變得衰弱，無法承受食物，就算有特別想吃的東西，也只是淺嚐一口就滿足了。也就是說，臨終階段的高齡者並不會「飢餓」或「餓死」。

此外，當臨終期的高齡者說口渴時，只要含一口水或一小塊冰塊的分量，就足以緩解口渴了。反而是點滴才真的無法解除他們的口渴感。

日本其實也有提供臨終陪伴的照護醫院、老人照護院所。他們說：「大家都是像睡著了一樣，乾淨安詳地離開。」在我們曾訪問過的歐美及澳洲的機構裡，也聽過許多同樣的回答。

不做胃造口、不打點滴，像睡著了一樣安詳地離開，這種現象我們可以找到相關的科學研究。動物在脫水及飢餓狀態時，會產生一種名為β恩多芬的腦內啡以及酮體。這兩種物質有鎮痛和鎮靜的效果。相信在順其自然的安寧照護中過世的人身上，也出現了這兩種物質的作用。

說實話，連一天五百毫升的點滴都不應該打──Ⓡ

在衰老及失智症的最後階段，經常會碰到高齡者說不想吃東西，或在餵食時不肯張嘴等情況。甚至有強行餵食後造成嘔吐的情況。

我所執勤的失智症病房，在這種時候，會和家屬討論接下來的營養規畫問題。當然這也是因為患者本人通常都已經無法言語。我會對家屬說：「不是問各位想要怎麼樣，而是請各位去推測患者本人會想要怎麼處理。」接著我會提出以下五種方法供他們做選擇。

1. 自鼻腔做經腸道營養
2. 自胃造口做經腸道營養
3. 中心靜脈注射
4. 末梢靜脈注射（也就是點滴）
5. 看本人還能吃多少、喝多少

最近有許多家屬都不希望為患者做延命醫療，其原因大多是患者本人在失智症發病前就表示過拒絕延命。因此，選項1、2、3就先刪掉，但還是有很多家屬會希望能打點滴。如果打正常量（一天一千至一千五百毫升），基本上就是一種半吊子的延命醫療，我會和家屬說明一天打五百毫升的方式。此時，一天五百毫升的點滴在水分及營養補給層面上可說已完全沒有意義，只能讓患者拖二至三個月的時間，這部分我會十分清楚地解說。

我們在這裡也來聊聊，到現在為止，一天打五百毫升點滴的患者，過世時會是什麼模樣。

首先，點滴自正常的一天一千至一千五百毫升降到五百毫升，患者的痰量明顯地減少，變得幾乎不必抽痰。因此患者也能從抽痰的痛苦中解脫。再來因為點滴減量造成的慢性脫水，會讓患者的意識慢慢陷入朦朧、昏迷，點滴減量二至三個月後，患者便會安詳地自然衰竭死亡。既不會發燒也不會浮腫。在開始點滴減量到患者離世的期間，家屬有足夠的時間來和親愛的家人告別。此外，少量的點滴也確實降低了家屬和看護們在事後怪罪醫師無作為的糾紛。即使是我，也非常擔心是否會遭到家屬非難，指責我是一個「連點滴都不給打的沒人性醫師」。

但是在這裡必須說明，由於是勉強患者的身體再多活二至三個月，患者在過世時將會極度瘦小，僅剩一副皮包骨的狀態。有些患者的體質，就算使用散壓床墊或頻繁為其翻身，也還是會長褥瘡。面對這些瘦骨嶙峋的患者，勉強他們配合我們的時間延後死亡，我心中感到萬分歉意。

因此時至今日，雖然有一日五百毫升點滴的做法，我還是不建議使用點滴。在歐美醫療中，無正當理由延後患者的死亡，會造成人道上的問題，因此不會對臨終期的高齡者施以點滴。經過旁人插手干涉，延後和提早一樣，都有非自然死亡的疑慮。在四十年前的日本，高齡者都是不打點滴，在家中安穩自然地投向生命的盡頭。

安詳而終的人，都沒有做經腸道營養及點滴——Ⓡ

接下來我想在這裡，介紹一些由我看診，並且沒有接受經腸道營養及點滴，安詳辭世的患者。

◆原本感到不可置信的家屬，看到結果也不禁認同了

九十歲，患有阿茲海默症的A先生，在自家與同樣有阿茲海默症的妻子與兒子夫婦

一起過著安穩的生活。兒子夫婦每天和老父親一起聽音樂，奉獻所有時間盡心照料。

在我剛開始到府診療時，他還能夠做簡單的應答，很快地隨著失智症的發展，變得無法走路，甚至無法坐起身來了。逐漸地，他也認不出家人的面孔，笑容也從他臉上絕跡。由於食量也在減少中，我在和家屬們討論延命與否後，他們決定不做延命醫療，在家中進行臨終陪伴。

而老太太在患者開始不吃東西時，一度動搖想要求為患者打點滴。我告訴她：「即使打了點滴，也只能稍微延長一點點時間，但對他本人來說一點好處都沒有，反而什麼都不要去干涉，才能讓他走得安詳舒服。」老太太一臉不可置信的表情。到了最後，仍然沒有使用點滴。數日後，老先生如熟睡了一般安詳地告別了人世。在他過世前一天，吃了少許香蕉。老太太感嘆道：「原來也能有這麼寧靜的死法。」再三向我道謝。

◆到最後都還能夠說話的九十六歲女性

她是一位重度失智症到無法單獨坐穩的九十六歲女性，B子。在去世前四個月起，她變得沒有食慾，食量也不斷減少。我詢問她身邊唯一的外甥：「重度阿茲海默症末期及衰老會導致患者喪失食慾，是否有要做延命醫療呢？」他思考過後回答我：

「我當然希望她能一直活下去，但叔母她不是個會希望苟延殘喘的人，我決定放棄延命醫療。」

於是後來的日子裡，自由地讓患者在飲食上只吃想吃的量。離世前一個月，她一餐只吃幾口，到了前兩週，只喝少少幾口茶而已。在四天前，她清楚地表示「我不想吃東西，想喝溫熱的茶」，到了兩天前，她對端茶到面前的外甥說：「抱歉，我不想喝茶。」到了前一天，家人問她：「有什麼想要的嗎？」她意識朦朧地回答：「有很多，謝謝。你在旁邊嗎？請陪著我。」睡覺時似乎有些許不安穩。去世當天，我陪在她身邊，告訴她外甥待會馬上就過來了，她靈敏地睜開眼睛，說：「這樣啊。」八小時後便平靜地離開了。

直到最後，她都還能夠自在地說話。

◆辭世前兩週開始不再進食

患有重度阿茲海默症的C子，八十四歲。雖然無法單獨坐穩，但還能夠做簡單的對話。她曾經做過腹部大動脈瘤的手術，仍有再度破裂的可能性。腎臟機能不好，雖有洗腎的必要，但因為靜不下來，丈夫和兒子都同意不讓她繼續洗腎。我和家屬商議，說明點滴和經腸道營養會造成胸腔積水，恐怕會讓她呼吸困難，於是最後決定讓她自由地飲食，不另行干涉。只要能讓牽手多年的妻子狀況好一點，老先生原本認為不管洗腎也好、經腸道營養也好，什麼都做。但經過兒子和我共同說明解釋，讓他瞭解到這些醫療干涉並不能讓C子好起來，相反地只會讓她在來日不多的期間受到更多痛苦。最後，他也同意不採納延命醫療。

在C子過世前兩個月，她的食量降至原本的一半，到了兩週前幾乎已不太再進食。自那時開始陷入嗜睡的狀態，喊她吃飯時，她會隨便吃兩口，愛吞不吞的。若是叫她，她會睜開眼睛，但又馬上閉起，嘟囔著：「好倦喔。」十一天前，問她有沒有哪裡不舒服，她說沒有。到了十天前，她還皺著眉頭趕人：「叫我做什麼！沒事別來吵我。」後來說想喝茶，喝了一杯溫茶、吃了一塊水羊羹。九天前說要吃霜淇淋，吃一半就說不要了。五天前說要吃布丁，只吃了三口。到了三天前，跟她說話時，她睜眼看看就閉目休息，也不回答。就這麼一睡不醒，悄悄地告別了家人。過世時身體既沒有發燒造成的出汗，也沒有痰。

以上三位患者，因為都沒有做點滴或經腸道營養，自然也沒有承受來自這些醫療方式的苦痛。相反地，他們到最後一刻都還能夠說話，以極其自然安詳的方式離開世間。

我認為這是人類原本就該有的自然死亡方式。

我們至今所受到的醫學教育，總是標榜必須永遠堅持讓患者活，哪怕是多一分一秒，為此，即使明知是無可救命的情況，直到死亡都還要繼續醫療干涉。反而從來沒去考慮過患者本人是不是舒適。很遺憾地，在我看來，醫療的發達，只是更進一步地阻礙了患者安詳辭世的權利。

相關議題

「安樂死」與「尊嚴死」——®

二〇一四年十一月一日，受末期腦癌侵害的美國女性布莉塔妮·梅納德（Brittany Maynard，29歲），喝下經由醫師處方開立的致命藥劑，在美國俄勒岡州的家中過世。美國俄勒岡州有一條「尊嚴死亡法」（en: Oregon Death with Dignity Act），在通過審議後允許醫生協助絕症病患加工自殺。這個事件不僅在美國，連在日本都引起了大篇幅的報導。

美國的新聞媒體最後將布莉塔妮定論為「尊嚴死」（Death with dignity）。但是，在日本所謂的「尊嚴死」，指的意思可是完全不同。

日本所說的「尊嚴死」，是指患有絕症並已達到末期的患者，基於本人的意願拒絕接受延命醫療，選擇順其自然地讓病情摧折患者至死。相對地，「安樂死」則是由醫師或第三者使用藥物或其它方式，協助患者積極提早死亡到來。

如上所述，像布莉塔妮這樣，經由醫師處方開立致命的藥劑，並自行喝下藥劑造成死亡結果，在日本是叫做「安樂死」或是「醫師協助加工自殺」，而非「尊嚴死」。但因為美國的媒體紛紛將布莉塔妮之死稱為「尊嚴死」，導致日本部分公眾媒體在報導時，將布莉塔妮的「安樂死」誤植為「尊嚴死」，一時之間，關心此議題的讀者們認知混亂不堪。

在日本也有像布莉塔妮一般受絕症所苦的人，追求積極的安樂死或拒絕延命醫療任病情發展，將「尊嚴死」當做消極的「安樂死」。但是，尊嚴死是「不積極地爭取活下去」，安樂死則不管消極、積極，都是以放棄生命為出發點，兩者是完全不同的性質，尊嚴死並非安樂死。

第 5 章

歐美沒有長年臥床的老人

- 為什麼在歐美沒有長年臥病在床的老人
- 瑞典．斯德哥爾摩——生命是為了享受人生而繼續
- 澳洲．墨爾本——由政府來主導臨終期的醫療方針
- 奧地利．維也納——要綁住患者需要繁雜的申請手續
- 荷蘭．阿姆斯特丹——所有人都選擇不要延命醫療
- 西班牙．巴塞隆那——照護的效能有待確認
- 美國．加州——完善的安寧照護服務
- 歐美澳等六國臨終期醫療現場之所見

為什麼在歐美沒有長年臥病在床的老人——Ⓚ

不管哪本關於社會福利的書刊，都會提到在歐洲的人權社福大國丹麥、瑞典等國，沒有所謂的長期臥床的老人。我不禁想知道其它國家的情況，因此在學會的邀請演講中，請教了數位來自英國、美國、澳洲的醫師，他們的回答是：「在我們國家，也沒有長臥在床的老人。」相對地，在日本的老人醫院呢？不必我多說，長年臥病在床、無法行動，正在做中心靜脈注射或經腸道營養的老人不計其數。

非常不可思議，日本的醫療水準絕對不低，甚至可說比其它國家更加先進才對。

「為什麼其它國家沒有臥床的老人呢？」

我在瑞典找到了答案。二〇〇七年，我和同為醫師、專攻失智症醫療的妻子一起，經由塔克曼醫師的引薦，有幸拜訪位於斯德哥爾摩近郊的醫院及老人照護設施。如我們的預想，諸院所中，連一位長臥的老人都沒有。不僅如此，也沒有任何一位高齡患者使用胃造口或經腸道營養法。

其原因在於，在歐美人的普遍認知裡，高齡者到了臨終期會自然而然失去食慾，這是天經地義的事情，使用經腸道營養或點滴等人工補充營養的方式為高齡者延命，也就是干涉他人的自然發展，反而被視為一種侵害人權與倫理的行為，更會被認為是在虐待老人。

當地並不會在高齡者開始無法進食時，給與經腸道營養或點滴，就算發生感染引起肺炎，也不會施打抗生素，僅投以內服藥。當然也就不會有必要將患者的手腳綁起來。單刀直入地說，大多數的患者在進入意識不明的長臥狀態前，就自然地壽終正寢了，這樣的社會不會製造出長期臥床的高齡患者。

◆歐美比較好，還是日本比較好？

高齡者的臨終醫療觀，是歐美比較好、還是日本比較好，無人能夠下定論。但是，以某些狀況來說，關節全都扭曲僵化、為了不要讓胃造口的導管歪掉而將患者的雙手綁起來……眼前所看到的高齡老人所受的種種待遇，實在很難讓人感受到他們身為人類應有的尊嚴。

內人和我都已留下書面文件，清楚表達我們在臨終期進入無法飲食的階段時，均不願接受胃造口等各種人工補給營養的延命醫療，不僅如此，也向子女們再三耳提面命，不可因一己之私，讓我倆承受無效醫療之苦。

在英國過逝的家人

我長年生活在英國，親身體驗過兩位乾爺爺過世，想把期間的種種感想傳達出來。一位乾爺爺直到九十四歲過逝之前，都是獨自生活。這在歐美並不特別，幾乎所有老人都是獨立生活。

所謂的獨立，指的是老人就算到了無法走路的狀態，也不會想倚賴子女或醫院的程度。「老了」所以要靠子女來照顧，我從來沒聽說這裡的誰有過這類念頭。生了病，當然會到醫院就診住院，但也不曾見過誰是靠子女隨侍在旁照料。

由於有足夠的社工資源及醫師到府醫訪，沒有特別狀況的話，絕大部分高齡者都是在家看電視、眺望窗外風景來打發時間。到了週末，家人齊聚一堂吃飯，兄弟姐妹輪流帶老人家出去外面小酒館之類的地方透透氣。以日本人的觀點來看，或許會覺得老人家的日子過得很孤寂，但這些老人們都反過來以「到老了還能自立生活」為傲。

乾爺爺後來因感冒引發肺炎，住院時交代：「我活得夠久了，已經不必再吃東西了。」自行停止進食，靜靜地渡過十天後安詳地離世。他到最後一刻仍意識清明，除了女兒們之外誰也不見，大家聊著往事告別。連孫子和曾孫們都沒能見到他住院時的模樣。

第二位乾爺爺也是獨自一人生活。因睡覺時摔下床造成腰傷，被救護車送至醫院。當我們去探視他時，意外地他相當有精神，還把護士叫回頭，誇她的絲襪顏色漂亮。但因為肺炎來勢洶洶，他本人要求轉入安寧病房，一個月後與世長辭。

我打從心底認為，或許我們該做的是打造出一個「有覺悟老了後也不倚賴子女的社會」。

——花子

瑞典和日本的不同

我本身在瑞典留學，這裡真的沒有長臥的老人，讓我極為吃驚。學校裡有來自世界各地的留學生，我還記得曾和他們討論過這些問題。

一、宗教觀不同，對死的認知和觀念也不同。在基督宗教的觀點裡，腦死就形同肉體的死亡，就算還有呼吸，已經完全無意識的話，就視同死亡。想當然爾，胃造口或中心靜脈營養等醫療干涉，是一種對死後進入天堂論說的妨礙，自然被看成一種負面的行為，不受到認同。

二、最後的決定權在醫師。決定治療方針時，雖然會召開多次會議，但就算家屬希望進行延命醫療，最後的決定權仍在醫師身上，醫師有權力駁回家屬的要求。

而現在的日本，卻是不准不做延命醫療的情況，這不是太奇怪了嗎？

——KEIZO

順其自然地發展

我岳父在北美的安寧病院過逝。那邊是連生活機構全部規劃在一起的一體型院所，他在大限將近時就搬到該處生活，日常設施的職員也常常會到安寧病棟來探訪他，氣氛像極了一個大家庭。

在他過世前四天，我正好去找他，暢談過去的趣事三個多小時，他並未裝設點滴或胃造口，只有在他覺得口渴時，讓他用吸管喝一點點水或橘子汁。護理站的人說這是因為身體已衰老至不再渴求食物，在這個階段是非常自然的反應。

除了進行鎮痛醫療之外，職員們在下班時都會繞到病房來道聲再見。我覺得這是非常自然的辭世方式。

——DAG的粉絲

和國外自然壽終正寢的方式相比，日本的高齡者臨終醫療，在患者已經不省人事的狀態下，還要用點滴或經腸道營養來讓肉體繼續活下去，不管怎麼想都太怪異了。

自從當初在瑞典偶然發現，當地高齡者在臨終階段也不會使用點滴或經腸道營養，為了用自己的眼睛一一確認外國的真實情況，我們夫婦踏上了旅行各國見習當地臨終期醫療之旅。

瑞典・斯德哥爾摩——生命是為了享受人生而繼續——Ⓡ

在開始之前，想要為大家仔細介紹展開這一連串旅行的契機，也就是先前提到的位在瑞典斯德哥爾摩郊區的高齡者照護機構。在二〇〇七年，我和先生一同前往瑞典。先生先出席歐洲人工呼吸器學會，結束後一起拜訪瑞典的失智症治療、照護院所，進行見習，則是我們這一趟的真正目的。

到了斯德哥爾摩，透過之前在日本見過面的安妮卡・塔克曼醫師，為我們引薦了幾家失智症專科醫療及照護機構。安妮卡・塔克曼醫師是老年科的專科醫師，她是在一九八七年首度於瑞典開設記憶治療科的失智症治療權威。

早發性失智症老人院——STOCKSAND GARDEN

為了早發型失智症所開設的安養收容院，當時有二十四位患者入住。看護師數量為一人，醫師則每週來訪一次。

創立兩年以來，共有六位患者在此地過逝。一年裡有三位患者因吸入性嗆傷移送至醫院，但都在短時間內回到安養院，在熟悉的溫暖環境中離世。失智症是一種發展至末期會導致患者死亡的疾病，但就算到患者無法進食的狀態，家屬也不會用點滴或經腸道營養法來人工補給營養。

老人院的日常生活非常重視散步，因此有個用圍籬隔起來的大庭院，庭院裡還設有桌椅。帶領我們參觀各處的職員介紹：「人活著就要享受生活，經常有社工或家屬在這裡為了住院的患者開慶生會或各種派對。」得到院所的邀請，我們留下和住院的患者們一同進晚餐。餐點內容有在瑞典很家常的炸鮮魚排淋上濃稠的奶油白醬、燙熟的馬鈴薯、紅蘿蔔絲等等，意外地相當簡單樸素。但馬鈴薯十分香甜，說實話，吃起來的味道，比我們倆人住的北海道所產的馬鈴薯還好。

還有最令人驚訝的是，餐後竟端出了啤酒。酒精濃度僅百分之二．五的淡口味啤酒，只要沒有酒精中毒，每天喝都沒關係。在日本的話，怎麼可能允許每天拿啤酒給年輕的早發性失智症患者飲用。看來瑞典人嗜酒的生活特性，也充分帶入了失智症治療的過程中，院所在最大的可能範圍裡，盡可能減少因病痛從患者身上剝奪生活樂趣。活的時候盡情享受、死的時候乾脆爽快，在這裡見到的種種，不禁令人再度感到歐洲與日本大不相同的思考模式。

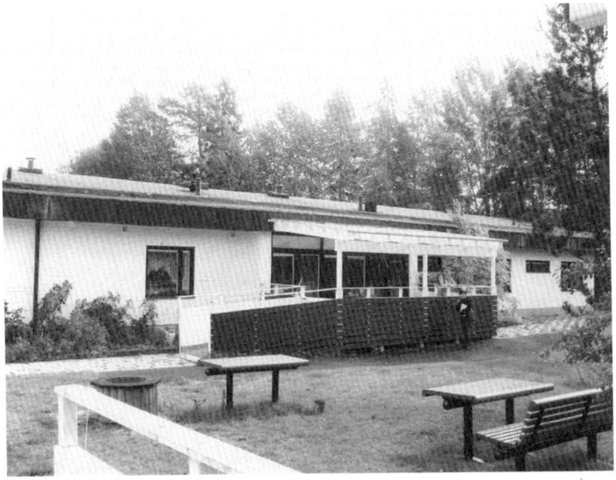

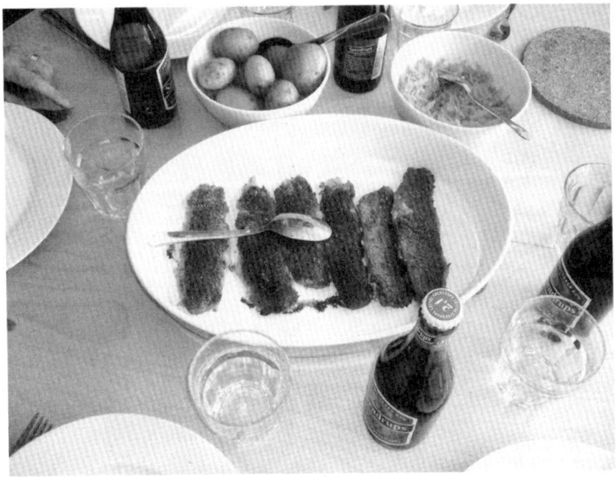

（上）庭院一景，庭院裡設有舒適的桌椅，方便老人散步、休息。
（下）入住者的飲食，餐點雖然簡單樸素，卻非常美味。

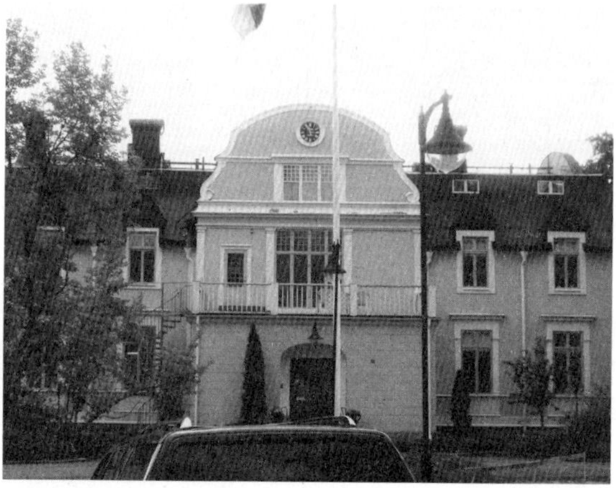

民營的照護之家 BLOMSTER，外觀充滿溫馨的氣氛。

照護之家——BLOMSTER

這是一所民間私立的照護之家。在瑞典，照護之家的醫療護理度較高，需要正式醫療協助的高齡者適合入住這類型的機構。不但有醫師會定時巡房，每一位入住者平均分配有〇・一二位護理師。每間房都有個人浴廁室，淋浴及盆浴設備也都齊全。

在這趟見習中，塔克曼醫師非常體貼地做了各種安排，讓我們能和各機構的入住者吃同樣的餐點，實在是難能可貴的體驗。

這裡的午餐像一般的餐廳一樣，有數種不同的主餐可供選擇。當然，紅酒也是任君飲用地附在套餐裡。看到瑞典這些高齡入住者，忍不住也想讓日本照護機構裡的老人家們也能每天喝上一點酒。事實上日本近來也有些安養照護院所有提供酒類給入住者，但肯這樣做的院所仍然少之又少。

「生命是為了享受人生而繼續」，真是至理名言。

◆失智症患者也能自由散步的國家

入住瑞典高齡者照護機構的人，除了仍能享受人生中的美食和美酒之外，還擁有可貴的自由。

由於失智症患者會迷路，因此在散步時會有看護員隨行在側，避免發生意外。在機構中認識的一名八十歲女性失智症患者，每天定時都要出門散步，但固執地拒絕看護隨行。硬要阻止她單獨出門的話，她會打破窗子逃出去，因此機構在和家屬會商之後，決定讓她攜帶具有衛星定位功能的手機，允許她每天進行兩小時的單獨散步。在日本的相關院所中，除了那些身體硬朗、腦子還清明的患者之外，絕不允許失智症患者單獨出門散步，萬一發生意外，院所將遭到管理失職的訴訟。

二〇〇七年，一位失智症男性患者（當時九十一歲），家屬及看護疲勞以至於不注意時，出門獨自行動，意外死於平交道事故。JR東海鐵路公司對其家屬提出賠償告訴，繼而掀起嚴重的議題。由於一、二審時家屬皆認同照護過失，因此最後判決死者九十一歲的妻子必須對JR東海鐵路公司支付賠償金。如果最高法院也做出同樣的判決定讞，無疑地，全日本的失智症患者將面臨此後被徹底禁閉在家中的命運。這怎麼可以呢！像這種因為失智症患者引發的損害事故，應當不是由家屬進行賠償，受害者（本案例中為ＪＲ東海鐵路公司）應向社會性的賠償制度求償才對。

除了外出之外，日本對高齡者的行動還有許多其它的限制。例如有些醫院，碰到長期臥床的高齡患者會有劇烈身體動作時，會用布條將他們的身體或手腳綁在床欄上。醫院常會有這類解釋：「亂動時腳卡進床欄裡，有可能會骨折」、「一切以患者的安全為優先」。相比之下，瑞典的國民卻願意承受一定的風險，以換取身為人的基本自由。民族性和社會觀念的不同，也如此鮮明地反映在高齡者的醫療面上。

◆瑞典高齡者的醫療與福祉

瑞典在一九九二年曾進行保健福祉改革。這是因為整個社會系統都面臨高齡化及金融危機，社會保障財政大為吃緊的關係。其改革的目的在於解除住院普遍化的問題以及提高高齡者的生活品質。保健福祉改革最後將醫療劃分給政府負責，而社福、福祉院所則交由各市、鄉、鎮負責，當時約有五百四十間長期照護院所轉型為照護之家，改由各地方市、鄉、鎮系統負責管理營運。

當患者在醫院的治療告一段落後，各地方市、鄉、鎮公所不得不盡快為患者找到適當的收容院所，因為當患者遲遲不出院，自第五天開始，醫療費用規定必須由各地方市、鄉、鎮公所負擔。這樣一來，各地方市、鄉、鎮公所自然會加快速度為患者安排出院。此外，患者的住院時間也比日本短很多，心肌梗塞大約五天、乳癌或骨折則在手術當天就會出院移往照護機構。但也因此，形成許多復健不完全而落入輪椅生活、檢查不完全等各種問題，照護之家在無形間也被迫背負原本醫院負責的範圍。塔克曼醫師嚴肅地說著。

在瑞典，入住照護院所的高齡者，通常也會在同一機構中進行安寧照護。並不像日本一般，視病況移送到其它院所或醫院。例如發生肺炎時，患者通常只會服用院所內駐院醫師開立的內服藥。視症狀輕重，在日本的做法下原本有痊癒機會的患者，很有可能在歐美的療養院中會撐不過去。

不過少、也不過多的醫療環境是所有人的理想，而醫療環境則取決於該國本身的醫療制度，想要實現理想的醫療可說難上加難。瑞典的高齡者醫療可能介入得太少，但也有其優點所在。譬如瑞典就不可能出現日本那樣將患者綁在病床上的景象。在人生接近終點、已不再進食的人，醫院也不會用點滴或經腸道營養干涉，患者就以自己能吃得下、喝得下的量為主，讓生命依循自然的腳步逐漸枯萎、回歸。和我國（日本）可說是對照組。

當入住者過逝後，醫師也沒有必要火速趕到現場，遺體會保管在照護院所中二至三天，醫師在這期間內過來確認死亡開立證明即可。

原本我心想，瑞典不做延命醫療，所以平均壽命想來會比日本短，在經過調閱普查資料後發現，二〇一二年瑞典平均壽命為八十一．七歲，日本為八十三．一歲，意外地，落差遠沒有想像中大。也就是說，日本在各階段極力進行沉重的臨終期醫療及延命措施之後，壽命也不過就延長了一年半而已。

我們總認為瑞典是高社福環境的社會，但在高齡者身上似乎並不通用。在高齡者不斷增加的社會中，高齡族群的照護預算卻不停地在削減。其原因就在於高齡者的生活環境與健康，並非國家的首要優先目標。

途經一所老人安養之家，院裡正在為一名九十六歲的女性入住者慶祝生日。當時塔克曼醫師說：「在瑞典入住安養院，必須是病情已經進展到分不出是住在家裡還是安養院裡的患者。說實話，這位患者來得太早了。如果這個等級的人也能入住的話，那安養之家馬上就會爆滿了。」落實入住資格的審查制度下，瑞典的失智症家屬協會曾相當不滿地公開抨擊：「失智症患者幾乎永遠進不了公立照護院所，對居家照護失智症患者的家屬來說是一種過重的負擔。」我原本以為這裡是一個高社福的國家，令人意外。實際上，八十歲以上高齡者入住照護院所的比例下降頗多，自一九八〇年的百分之二十八，下降至二〇一四年的百分之十四。除了社會福利預算削減之外，為了能在熟悉的環境裡生活，高齡者照護的趨勢已由移居至院所改為居家照護。但是，社會需要照護院所、有許多老人殷殷期盼能得到照護服務，仍是不爭的事實。

我們夫婦定居的北海道有許多高齡者照護院所，除了特別照護老人院之外，失智症患者只要病情不至重度，稍加等候就能夠獲得入院資格。意外地，日本的高齡者社會福利反而發達許多（當然日本也有很多都市並不具備如此完善的資源）。

二〇〇七年在斯德哥爾摩見習的期間，失智症照護收容機構很少是獨棟建築，大多都是在一所龐大照護機構中的一角。因為獨棟建築的經濟效率太差。日本的社會高齡化發展迅速，高齡族群日益膨脹，醫療費用與福祉預算的不足已可預期。趁現在還用一定的預算完善高齡者醫療及福祉時，必須加快腳步研擬出未來的應對之策。

澳洲・墨爾本——由政府來主導臨終期的醫療方針——Ⓚ

當我知道在瑞典的斯德哥爾摩，臨終期的患者並不打點滴也不做經腸道營養，並且沒有所謂長期臥床的老人之後，我不由得對其它國家的狀況感到無比好奇。自斯德哥爾摩回來後約一年，機會終於來臨。透過我們一位醫療溝通諮詢師朋友——岩本喜久子的介紹，讓我們能夠拜訪澳洲墨爾本一家緩和醫療中心，進行為期一週的見習。

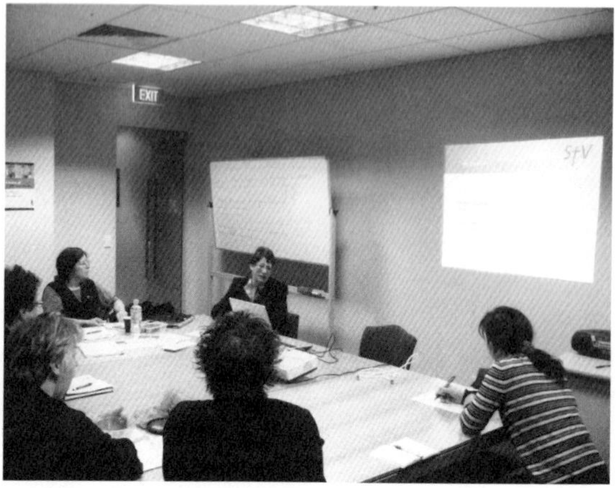

與緩和醫學中心的人員開會討論（右一為禮子）。

緩和醫學中心——BANKSIA

墨爾本的人口大約有四百萬，市內共有七家緩和醫學中心。我們所造訪的 BANKSIA 緩和醫學中心負責的是靠北部和西區的部分患者。年度預算大約為一億日幣，由政府負擔百分之八十，其餘仰賴捐款來維持營運。

每個月有一百一十至一百二十位高齡長者受惠於這個醫學中心的服務，其中大多數為癌症患者，也包括失智症患者。在醫學中心的資料中，採取經腸道營養或點滴患者，一位都沒有。

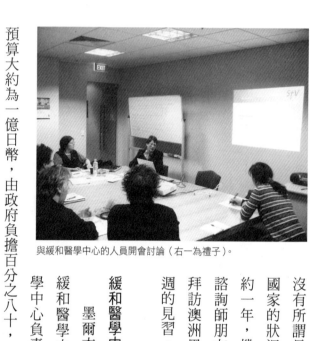

參與照護訪問

我們和負責的看護師茱莉・威爾森一起前往墨爾本郊外的患者家中訪問。大約三十分車程的路上，沿途兩邊都是單層的平房，每家每戶都有偌大的庭院。在日本的話，這樣的社區都是高級住宅，因此聽到茱莉說這一帶是低所得市民居住的區域時，我們都感到非常驚訝。

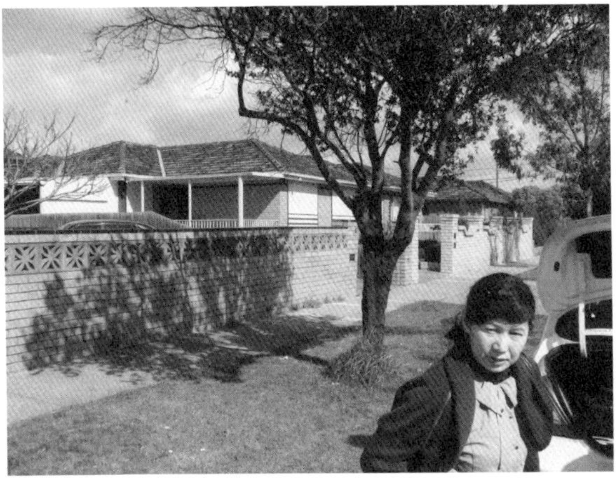

到看護師茱莉・威爾森所照顧的高齡者家中探訪。

這位五十七歲的女性患者，胃癌已轉移到全身，醫生宣告她最多只剩下約一年左右的時間。此行是要去問她接下來癌症再繼續惡化下去時，她是否已決定好要在哪裡過世。

另一位是六十五歲的胰臟癌男性患者，針對他的腹部疼痛施打鎮痛用的痲藥（持續性嗎啡），但注射後仍然有劇烈的疼痛，回去後要報告主治醫生，調整這位患者的處方。

在日本的話，以這兩位患者的病況來說，一定都已經住院了，但在這裡卻無法如願。就算一時入住緩和醫學中心的病房，最慢三週後也必須出院。

在這裡，患者死亡後叫的不是救護車，而是用電話先找看護師。死亡時，平日到府訪問的看護師會先過來，家庭醫師隔天早上才會到。此外，獨居的人就算想在家往生，看護費用也相當之高，沒有親戚幫忙照料的話，很難如願。

和日本不同，澳洲國民滿十八歲時就可以填寫臨終期醫療內容相關的「事前指示書」。在親人或父母等重要的對象死亡後，醫學中心也會為家屬進行為期一年的追蹤心理輔導（GRIEF CARE，意指針對失去重要親人、心理受到重大打擊的人所進行的心理輔導）。

安寧照護醫院——CARITAS CHRISTY

病床數三十，患者大多為七十歲前後，其中有百分之九十為癌症患者。醫師及日籍護士為我們做了詳細的說明。這家醫院的預算全額由政府支付，患者僅在初診時需支付約五十澳幣的掛號費，後續療程則全程免費。不論時期，隨時都約有五十名患者正在等候順序入院。收容資格由醫院的緩和醫療團隊決定，就算患者及家屬強烈希望入院，也未必就能如願。

和日本不同，本醫院的入住期間有一定的上限，基本上為三週內，因為超過三週後的政府醫療給付就會降低，患者必須移回自宅或選擇老人安養中心（高齡者照護機構）。雖然名為安寧病院，但進行完緩和醫療後就不得不出院的規定，教人非常吃驚，在日本，一旦住進安寧病房，意思就是住到過世為止了。

醫院也不為患者做點滴或經腸道營養，最多是在必要的時候，以皮下注射為患者施打生理食鹽水，施打的比例不到總患者的一成。偶爾在極少數的情況下會有施作胃造口的病患入住。醫院會向患者本人或家屬說明胃造口的優缺點，並勸說將胃造口移除。此外，也提供針對家屬施行的喘息服務（提供給短期住院患者的服務，讓照顧病患而疲憊不堪的家屬得到休息的機會）。

照護之家——亞西西義大利社區收容中心、瓦西之家

由於澳洲是廣納移民的國家，因此有來自各國的照護機構。

亞西西義大利社區收容中心是專為義大利裔移民開設的照護院所。院內共有洗澡與如廁不需協助的輕度失能入住者九十人、需協助的中度失能患者三十一人、重度失能的失智症患者二十二人，共計有一百四十三名入住。入住者全部都在這裡進行最後的臨終

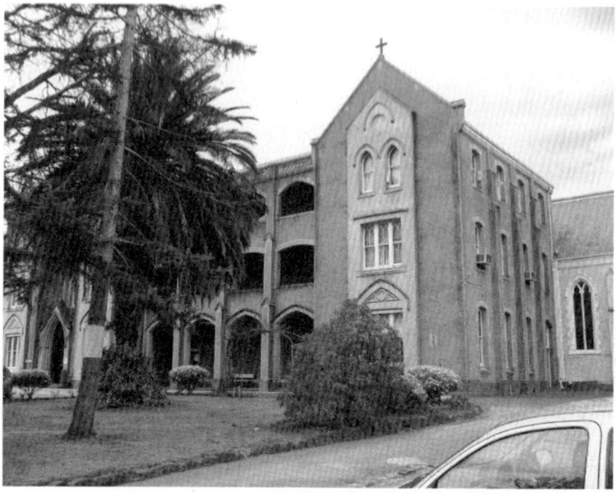

寧靜的瓦西之家，是為退役軍人及其家屬所開設的機構。

陪伴，平日作為起居室使用的房間可搬入患者本人以前用的床，讓患者能夠在家人環繞的環境下往生。

瓦西之家（VASEY HOUSE）是為退役軍人及其家屬開設的機構。當時有輕度失能患者六十人、中度失能患者二十人、重度失能失智症患者十人，共有九十位入住者。美國與澳洲和日本大不相同，軍人普遍受到民眾的尊敬。

不論是瓦西之家或是亞西西義大利社區收容中心，都不會為攝取食物有困難的患者進行經腸道營養治療，也不會為了進行點滴而把患者帶到醫院。在二〇〇八年當時，聽院方說十年前還有頗多入住者做經腸道營養，而到二〇〇八年我們造訪時已經絕跡。

兩家院所的入住者都是在那裡進行臨終陪伴，進入無法再經口攝取的階段後，通常兩週內就會安詳辭世了。

◆由政府來主導的醫療內容

澳洲的緩和醫療系統，不論結構或歷史都比英、美等國淺上許多，僅短短三十年。但是，經由政府主導的輔導及培植，在近年來急速蓬勃發展，緩和醫療的概念已快速深入高齡者臨終期醫療中。其中，澳洲政府於二〇〇〇年發表了「針對緩和醫療之國家政策」，大動作將緩和醫學中心的治療觀念打入國民心中。內容主要以緩和醫療服務的開

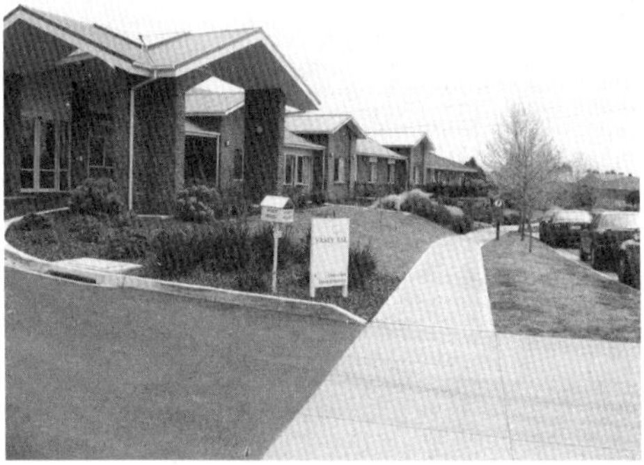

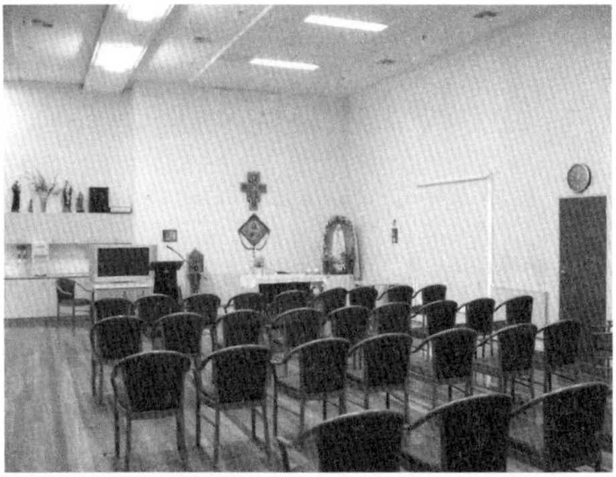

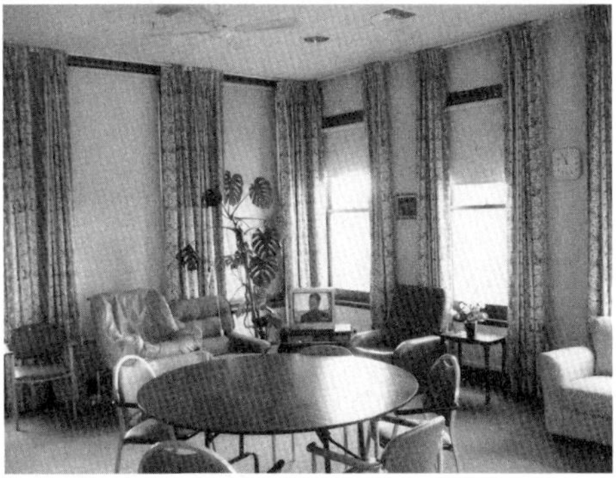

（上）亞西西義大利社區收容中心；（中）收容中心內的禮拜堂；（下）收容中心內的起居空間兼安寧照護房。

發、實行、提升患者及家屬對緩和醫療的滿意度，直到所有國民臨終期均接受緩和治療為大目標。其全貌不僅針對接受緩和治療的患者，更受注目的亮點在於本計畫將家屬也列入輔導支援的對象中。

此外，緩和醫療的對象不僅限於癌症患者，所有患有威脅生命疾病的患者，包括在澳洲國民死亡原因排行榜前幾名的心臟與呼吸道疾病、諸如ＡＬＳ等神經筋變性疾患，以及失智症等，都在服務對象範圍內。很遺憾地，在日本的保險診療規定中，只有癌症及愛滋病可以得到緩和治療補助。

二〇〇六年，澳洲政府主動製作提出了總共二百六十頁的「高齡者照護設施之緩和醫療進行調例」，以下摘要介紹一部分內容：

◎針對重度失智症患者，不建議對其感染病（主要指肺炎）進行積極醫療（靜脈注射投以抗菌藥劑）干涉。反之，投以退燒藥及短期口服抗菌藥劑，在緩解不適上有更佳的效果。

◎對於無食慾、對進食已不感興趣的入住者，不需要誘導或勉強進食。

◎單純為了改善營養問題而積極介入治療，有侵害倫理問題之疑慮。

◎認為慢性脫水昏迷至死過於淒慘而給予點滴治療，雖可視為進行醫療干涉原因之一，但請慎思緩和醫療專家及醫學權威指出「經腸道營養及點滴輸液對患者身體有害無益」之事實。

◎脫水與口渴為不同之生理現象，勿混為一談。

◎口渴僅含些許清水或冰塊即可緩解，點滴輸液反而完全無法改善口渴。

◎最重要的是入院者（患者）身心的滿足感，而非點滴輸液的功能是否最高級。

以上列出來的建議重點，可說和日本目前推行的現狀完全相反。

奧地利．維也納——要綁住患者需要繁雜的申請手續——Ⓡ

二〇〇九年時，我到奧地利的維也納去了一趟。奧地利的人口約為八百五十萬，面積差不多等同日本的北海道。由於當地我並沒有熟識的朋友，只能從東京的奧地利大使館取得高齡者照護機構的名單，選出幾家想見習的機構發送電子郵件過去申請。

照護之家——豪薩之家

在奧地利，共有五家由民間經營的大型照護機構。而其中，豪薩集團（PENSIONISTEN WOHNHAUSERN）在奧地利國內經營有三十一家院所，總入住者達到一萬人，旗下擁有三十四名醫師。我們所造訪的分院，是連鎖機構中規模最大的一間，位於離維也納的舊城區搭乘電車約三十分鐘可達的市郊。院長荷姆茲先生、主任醫師拜札先生及院所裡的女性醫師艾玻蕾負責引導我們進行見習。

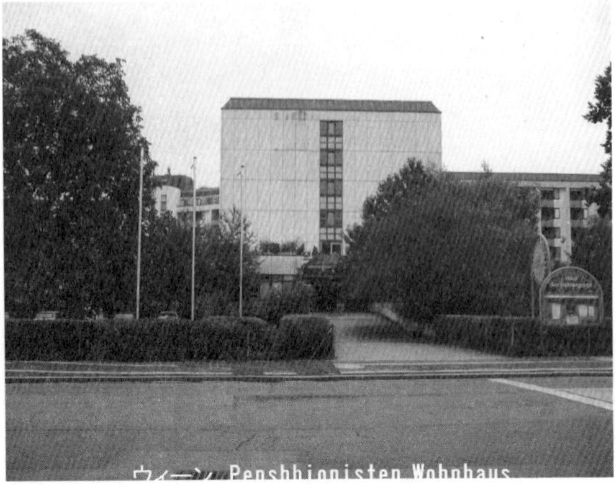
豪薩之家的建築外觀，是所有連鎖機構中最大的一間。

這個院所當時共有三百八十三位入住者，並有針對必須醫療及照護的患者所開立的照護部門（職員達四十四名），能夠提供點滴等一般的醫療內容。

所有的入住者約有百分之八十在院所中安寧過世，我們訪問的前一年（二〇〇八年），共計有四十五位高齡者在該院中劃下人生的句點。當然依患者情況及意願也可以至其它醫院進行。

豪薩之家的基本立場，是在高齡者已無法進食之後，也不以點滴或經腸道營養進行延命干涉。主任醫師拜札認為：「患者究竟想不想吃，你看他的模樣就會知道，不想吃東西也是患者的權利之一。」在這裡，做胃造口導食的患者只有一位，是因為腦中風而造成吞嚥障礙。由於全院共三十四位醫師不約而同地都抱持同樣的想法和立場（不以點滴或經腸道營養來為高齡者延命），我請教主任是如何教育旗下醫師的，他說：「這很簡單，不聘用想法不同的醫師即可。」

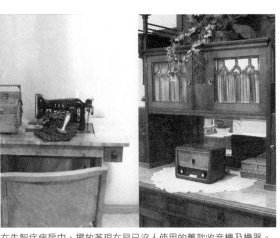

在失智症病房中，擺放著現在早已沒人使用的舊款收音機及機器。

特別令人感興趣的是，艾玻蕾醫師說：「其實也曾出現過希望能為患者延命的家屬。當時為了讓家屬放棄做胃造口，可是費了好大一番功夫。」她露出非常疲倦的表情這麼說道。聽到有人直白地說出我心底的話，不由得對這位女醫師感到格外地親近。

如同我們造訪過的許多國家，奧地利也一樣，預測數日內將撒手而去的患者，在半夜過世的時候，都是等隔天一早，醫師才會過來確認。因為在他們的想法中，死亡是一件自然發生的事，並非意外。

在這間院所中，失智症的患者以十人為一組的團體形態生活。那裡有像電影院一樣的投影螢幕、令人回想起過往生活的老式家具，和瑞典採取同樣的方式，以營造熟悉感的環境來輔助患者安定情緒。

另外，從醫師那裡聽來，由於奧地利捲入過納粹的歷史與淵源，因此對於要綁縛入住者身體的規定特別嚴格，絕不能輕易地進行。如果想要束縛患者的身體，必須提出非常多而繁雜的書面申請，向政府提出書面申請後，隔天將會有檢察官到院訪視，親眼確認患者的情況。高齡者的照護規則上，也能感受到該國過去歷史的遺跡。

事實上，因為無法綁安全帶（看起來會像被綁住），導致常有高齡患者從輪椅上跌落的情況。對此，院內醫師認為政府的矯枉過正是件十分荒唐的事。

照護之家——聖卡特林那之家

聖卡特林那之家（HOUSE St. KATHARINA）由公益團體營運，光在維也納就經營有八十五個老人照護設施。副所長兼看護長艾絲特德為我們介紹與說明情況。該院所入住有九十六人，一半為失智症患者。雖然沒有長臥在床的患者，但有四成入住者以輪椅代步。醫師以每週三回、每回三小時的方式到院進行訪視及診療。

約有八成的入住者在院所內進行安寧照護及臨終陪伴。發生肺炎時，院所會將高齡病患轉診至正式的醫院，但如過病況不樂觀，將會接回照護之家在熟悉的環境中進行臨終陪伴，和日本的作風相當不同。此外，也因為醫院的診療費高昂，病患無法長期待在醫院，大多是短期就診後就回到這裡。高齡入住者如果有肺炎等疾病反覆發生，也會有在醫院及照護之家來回入住的情況。

是否施作胃造口，最後的決定權在醫師手上。這個院所中共有九位施作胃造口的病患，但很可惜沒能瞭解到他們的環境與成因。探訪過後，發現奧地利因各院所的作風，對胃造口的接受度也有所不同。

這個院所如果需要對患者的身體進行束縛時，也必須向政府提出申請。看護師說：「安全帶、床柵、鎖、輪椅的煞車等等，都被視為一種束縛，因此患者的身體要是在輪椅上東倒西歪的，我們也沒辦法。」

維也納森林老年疾病中心

這是一間名字非常浪漫優美的醫院。開設於一九〇四年，是歐洲規模最大的照護機構（照護等級介於老人院和照護之家中間）。這家由維也納市政府所營運的院所，佔地廣大，其中包括大教堂等共有二十五棟建築物，其規模之大令人瞠目結舌。

患者在院區可以自由散步，但因為身體硬朗的患者不多，幾乎看不到散步的人。

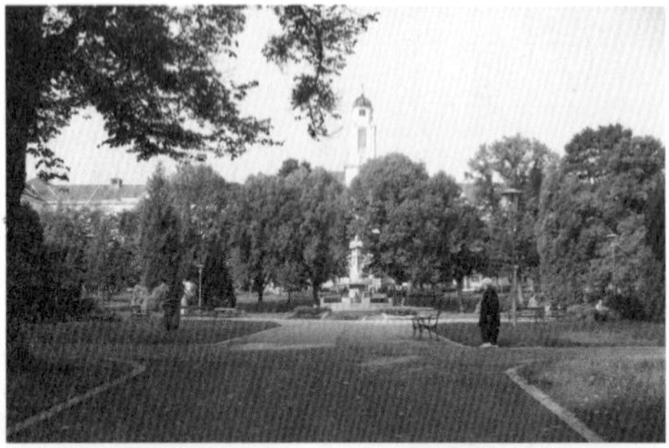

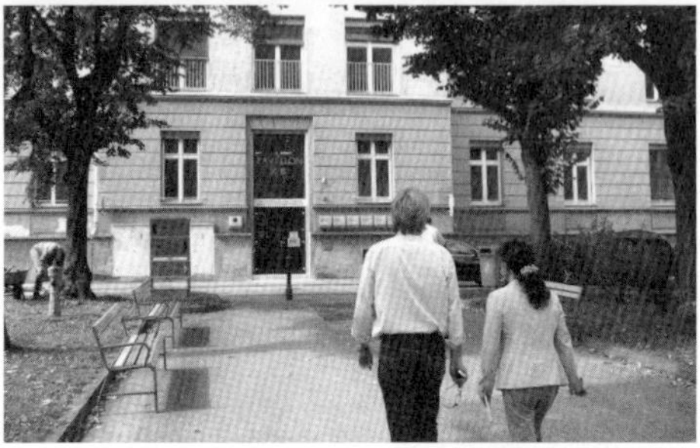

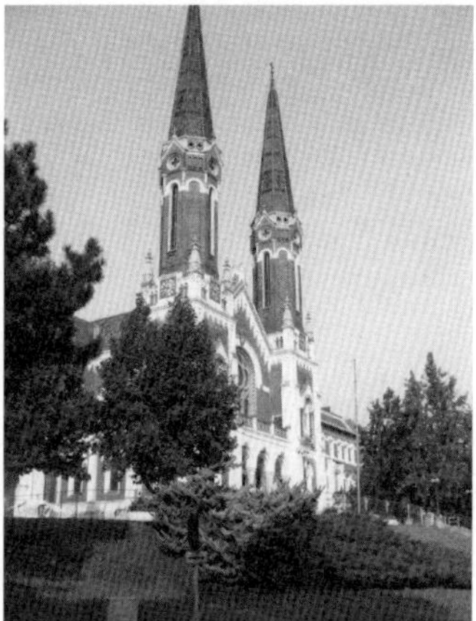

（上）維也納森林老年疾病中心的院內一景；（中）院內的精神科大樓；（下）院內的大教堂。

道路兩邊都架設了繩子，小小的電動車穿梭在各建築間運送食物或其它調度品。以前本來是收容三百人左右的醫院，現在入住的患者已達到千人之譜。與其說是醫院，性質已更近似長照中心。以前一個病房約有八至十位患者，目前則規定在四人以下，房間顯得相當空曠。

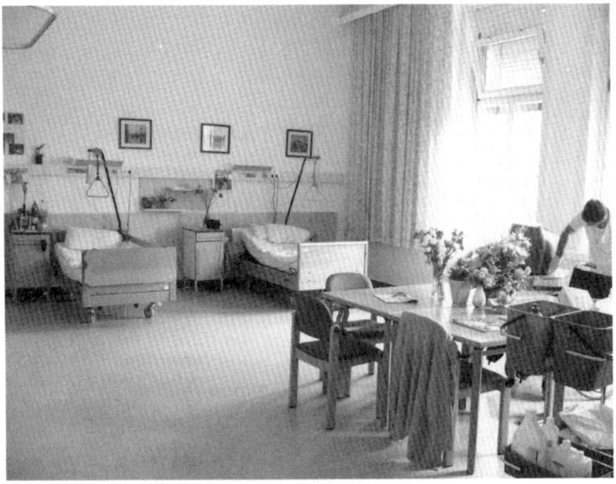

精神科病房，為四人一房，空間相當寬敞。

入住的患者全部都是在院內安寧逝世，甚至有入住長達五十年的患者，有三十二位脊髓損傷的患者不得不使用人工呼吸器。院內沒有外科，因此若出現外科傷病則需轉院至其它醫院，短期治療完畢後回到此處。

在奧地利，除了精神反應劇烈的患者之外，失智症患者並非在精神科就醫，反而是在一般科（general physician）進行診療。失智症病房的醫師表示：「施作胃造口並無法預防肺炎。十多年前這裡也有很多胃造口導食的患者，現在則極為少見。當患者已不想再進食，我們會改以施打五百至一千毫升的點滴。」

有一位五十七歲的阿茲海默症女性患者（於四十五歲時發病），在飲食上需要旁人輔助。「她已經快要到無法進食的階段了，但是她丈夫每天都會來探望她，可能會希望她能做胃造口吧。」女醫生用沉鬱的表情這麼說。和前一家院所相同，奧地利的醫師普遍都認為施作胃造口將會讓病患的狀況複雜化，要說服家屬放棄，更是格外辛苦的難題。

在這家院所中，可以清楚地感受到奧地利的歷史及高齡者醫療風氣的變遷。在二十世紀初，奧地利曾為繁華強盛的大國，因此創立了歐洲首屈一指的大型老人醫院。但是隨著壽命增長，比起治病，更重要的是生活上的輔助，因此醫院也逐漸轉型成高齡者照護院所。然後到了現在，要支撐起這家巨大的醫院，需要龐大的資金，院所不得不開始追求效率化的做法。也因此，近期內將關閉院區，轉移到它處去。

荷蘭．阿姆斯特丹——所有人都選擇不要延命醫療——Ⓚ

荷蘭是世界上第一個通過安樂死的國家，此外也擁有知名的「阿茲海默咖啡廳」。

二〇一一年我前往荷蘭首府阿姆斯特丹，瞭解當地的高齡者醫療。

由於和阿姆斯特丹找不到任何交集點，只好向荷蘭駐日本大使館求援，尋求相關資訊，很快地便收到了回覆的郵件，指引我們一個刊載了當地所有相關機構的網站。我前往拜訪其中兩個院所，不但拜見了高齡者獨自生活的老人住宅，也實地見證了當地國民生活一隅。

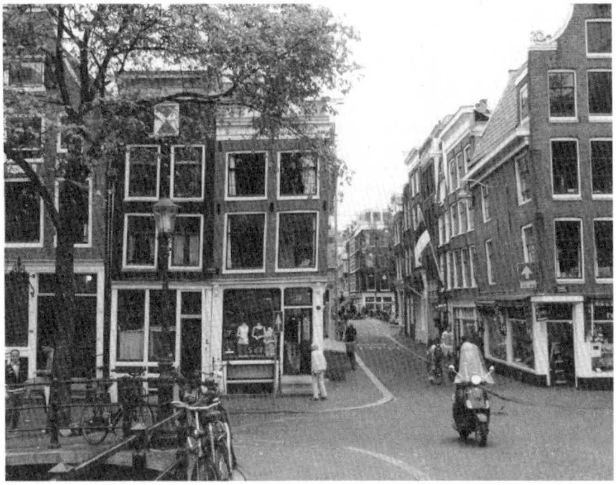

左起第二間是我們拜訪的對象。這裡幾乎每棟老房子都是傾斜的。

到府訪視看護機構——SARA

第一趟訪問行程是前往阿姆斯特丹市內的到府訪視看護機構「SARA」。

所長兼看護師妮賓．迪克為我們解說了機構的性質，其後讓我和負責出訪的看護師前往探視一位獨居的八十六歲女性患者（輕度失智症）。看護師事前與患者聯絡，說明會有兩位訪客一起前往，沒想到那位患者反而替我們著想，擔心地說：「這裡的樓梯很陡，那位女性訪客不要緊嗎？」原本我對她的擔心毫無頭緒，等到了她家門口才知道是什麼意思。

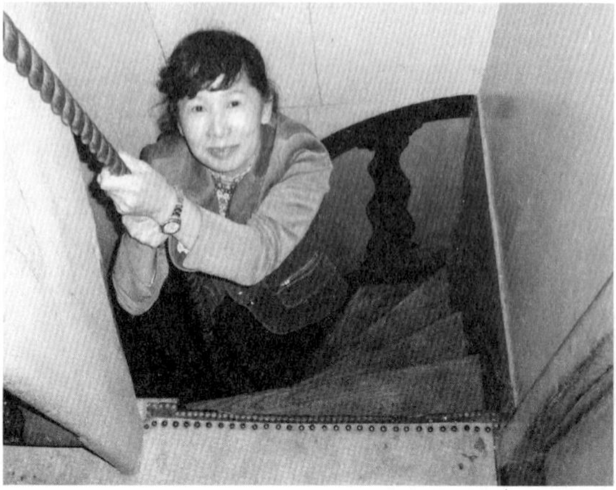

拜訪的住家內，樓梯十分狹窄而陡峭（圖中之人為禮子）。

她家是面對運河一棟地下一層樓、地上四層樓的百年建築，樣式是非常典型的荷蘭風格。自她結婚以來便住在這棟房子裡，養育了兩個兒子（兒子們目前也居住在阿姆斯特丹市）。這棟建築面寬不到四公尺，但卻又深又長。

一樓仍保留過世的丈夫所開的鐘錶店。當然現在已經沒有營業了，明顯看得出塵封已久。二樓是起居室兼寢室，三樓有廚房和浴室，地板有明顯的傾斜。

進到房子裡，首先使我感到驚訝的是狹窄的房間和陡峭的樓梯。室內樓梯的寬度跟我的肩膀差不多寬而已，而且與其說是樓梯，說是「梯子」應該更加適合。為了安全，自天花板掛著垂落的繩子，讓人在上下時能夠抓著保持平衡（我們觀光時造訪的「林布蘭舊居」也有相同的構造）。樓梯的出入口也沒有扶手或欄杆，僅是在地板開個洞而已，光看就覺得相當危險。

居住在此的老太太兩年前在上下樓梯時摔倒造成骨折，似乎是從那次以來開始接受這個看護機構的探視和協助。和日本不同，受訪者不需要負擔費用。訪視看護師每天會過來一小時左右，照料受訪者的飲食、打掃跟洗滌工作。暖氣容易造成危險，所以已經斷了。近來因老太太生活能力下降，社工數度勸說她搬入老人安養院，但本人一直不肯同意。此外，荷蘭人在醫院過世的比例不到百分之二十，老人幾乎都是在自家或老人院過世，和日本可說完全相反。

結束訪問後，我們和負責的看護師道別分開，預備到下一處院所拜訪。當我們回頭，看到老太太站在大門外，目送看護師的背影漸行漸遠。

失智症專科照護之家——AMSTA

翌日，透過之前所訪問的看護機構的所長妮賓・迪克的介紹，我們得以造訪市內失智症專科護理之家，它就位在我們所住的旅館步行約三十至四十分的區域。走到汗流浹背之際，推開好不容易抵達的建築物大門，身材極高大的看護師兼所長喬瑟・柯克已在等待我們。

機構本身是四樓高的建築，各樓層收容六位患者，總計有二十四名入住者。平均年

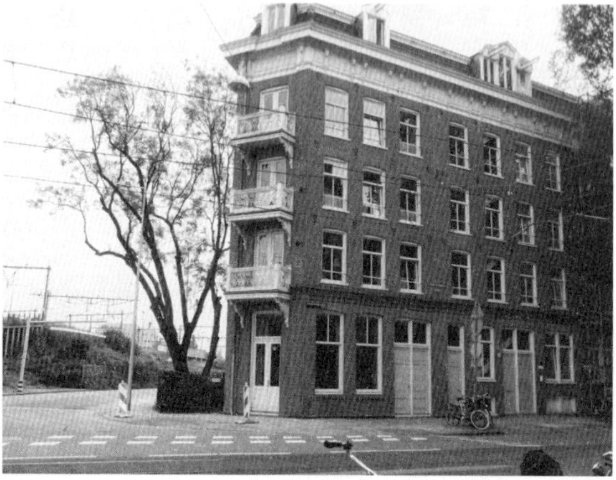

位於阿姆斯特丹市內的失智症專科照護之家 AMSTA。

齡為八十歲。醫師每週會到訪一次，來訪時僅會為有必要的患者看診，視必要性也會開立處方箋為患者配藥。發生摔倒骨折等狀況時會轉診到醫院，但基本狀況全部都是在機構內對應處理。抗生素僅開立內服藥，不做靜脈注射抗生素。

這裡會要求所有入住者以書面方式開立臨終期相關的醫療指示。這個做法和美國的POLST（針對生命維持治療的醫師指示書）幾乎完全相同，包括心肺功能停止時的急救、是否投予抗生素、是否使用經腸道營養等等，都會一一確認。指示書上會有入住者（嚴格說起來是家屬）與醫師的簽名。而幾乎所有人都是希望「不受到任何醫療干涉」，這對荷蘭人來說似乎是基本常識，原因則是「人權倫理問題」。

如上所述，隨著失智症的病情發展，就算患者最後變得無法進食，機構也不會為患者進行胃造口或中心靜脈注射，而是讓患者順其自然地過世。入住者中，長臥在床的患者一名也沒有。就算倒下了，也會在臥床後很快就與世長辭。偶爾有因外傷轉診到其它醫院的患者，在短期治療後會再回到這裡，入住者幾乎全部都是在機構裡走完人生最後一段路。

西班牙・巴塞隆那——照護的效能有待確認——Ⓚ

知悉二〇一二年歐洲人工呼吸器學會在巴塞隆那召開，我馬上著手找尋巴塞隆那的高齡者照護機構。

有過先前的經驗，我迅速地從西班牙駐日本大使館取得了巴塞隆那當地高齡者照護機構的網站名單。雖然一一聯絡了，但直到出發前都未能收到回音，不得已僅能帶著遺憾的心情自日本出發。所幸最後透過當地旅館櫃台代為聯絡，得到三家院所的同意讓我們前往見習。

當日往返照護設施——方舟

我們最早拜訪的「方舟」，提供類似日本的當日往返照護服務。自巴塞隆那的旅館

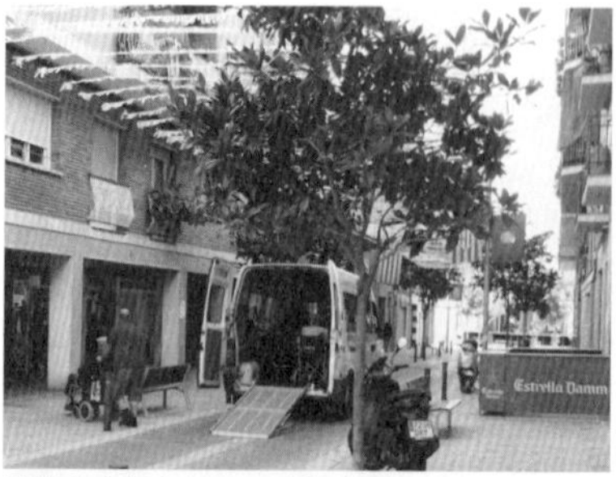
接送老人們每日往返的小型巴士。

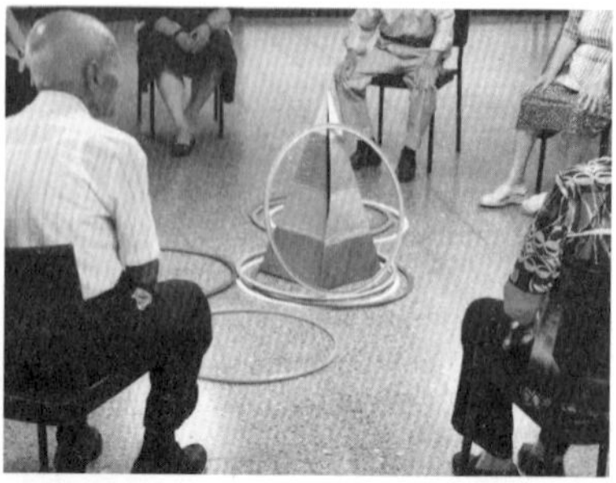
圍成一圈，正在進行運動療法的老人們，

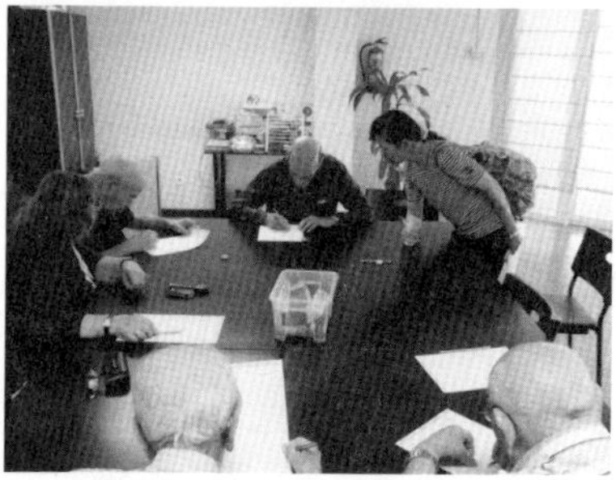
正在做算數題的老人們。

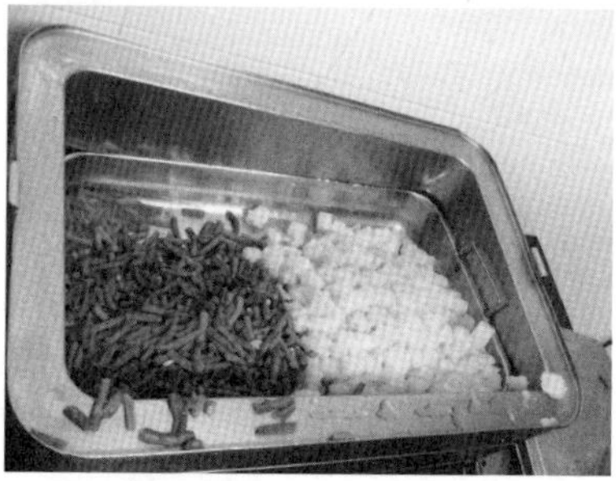
午餐不在院內料理，由外包業者送來。

搭車約三十分鐘後，在寂靜街區的一角找到了它。

我們在約好的時間抵達，接送患者的小型巴士也正好回到院內。首先下車的是使用輪椅的患者們。來到西班牙，看到與日本十分相似的場景，令人感到驚訝。

進入照護院所後，無法使用英文溝通使人感到很困擾，只好比手劃腳地傳達來意，請院方讓我們見習。這裡的職員有兩位看護師及一位理療師，共同對應六位使用者。

首先，老人們在排成一圈的

座位上坐好，和理療師一起進行轉輪子、互相丟球等復健運動。來院的使用者都是上了年紀的失智症患者，運動完後也會讓他們做簡單的計算題、寫字、四則運算等等。意外地是，老人們雖然年事已高，但都會彼此教學、交換心得。這是在日本看不到的景象，不知是因為失智症的程度較輕，還是互助精神旺盛的民族性使然。

不多久，外包業者送來了老人們的午餐。在金屬製的保溫容器中，放的是由馬鈴薯、隱元豆和雞肉三種食材調理成的餐點。在院所中不進行料理工作，是運用時間相當有效率的方式。午餐時間不方便逗留打擾，我們也就此告退。

安養之家——卡巴列羅

隔天，我們來到一家由民間營利企業所經營的老人安養設施——卡巴列羅。荷蘭籍的女性所長以斯塔．拜亞負責為我們導覽。她一年前才剛調任至此地，對環境還未完全熟悉。

入住者依每個人失能程度的不同，每個月需支付相當於日幣二十萬至四十萬之間不等的費用。院所裡有數名醫師，也能為入住者進行診療。當時，我在走廊上看到入住者乘著輪椅正在排隊，仔細一看，原來是在依序等候洗浴，這樣的景象象徵著照護品質的

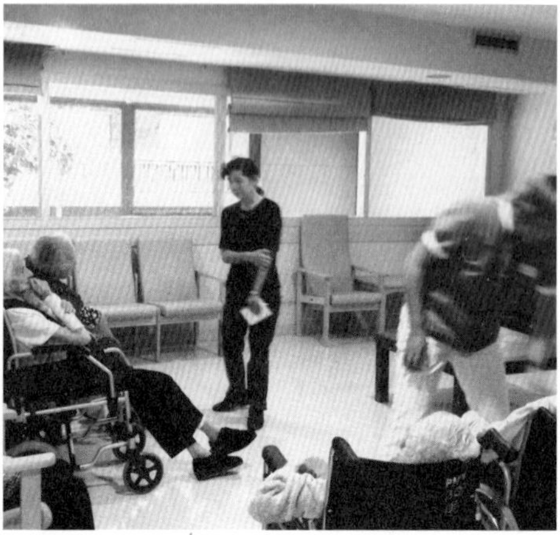
卡巴列羅的起居空間，照片中央的人為禮子。

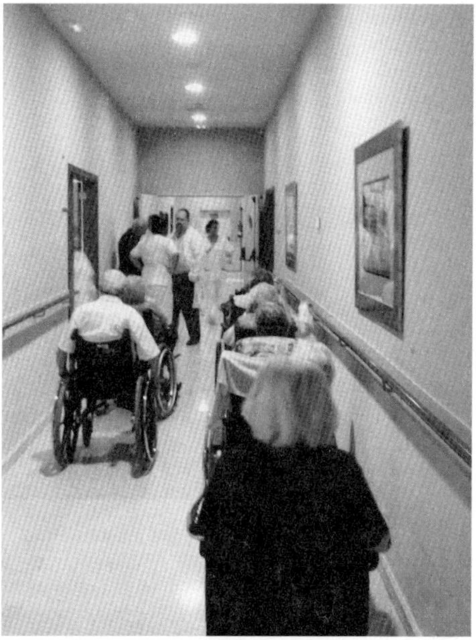
在走廊上乘著輪椅等候入浴的老人行列。

低下。大約十多年前的日本，在老人安養設施中，要洗澡或上廁所也都可以看到這種排隊的行列。

這裡和斯德哥爾摩不同，在起居空間裡可以看到數位施作了胃造口、待在輪椅上的患者，此外，也有許多入住者被安全帶束縛在輪椅上。

來自荷蘭的女所長不諱言眼前的情況大有問題。話雖如此，在這裡仍沒有施作胃造口後長臥在床的老人。

美國・加州——完善的安寧照護服務——Ⓡ

在美國，人們在步入高齡後，除了繼續在自家生活之外，還可以選擇搬到高齡者社區住宅（後面會再詳述）。高齡者相關的設施依入住者的狀態可分為下列幾種。

1 **獨立生活型**：以能夠自理生活的對象為主
2 **協助生活型**：以需要照護的對象提供服務
3 **記憶輔助型**：以失智症患者為對象
4 **安養中心／專業護理機構**：以需要醫療照護的患者為對象

此外，美國的高齡者相關機構通常採取將所有設施集中在一棟建築物內的型式。在這樣完善的機構中，患者就算狀態惡化，也能夠安心地留在原來的熟悉環境中繼續生活。到了最後，也由同機構來為患者做安寧照護。

這是因為美國有完善的安寧照護制度。不管患者身患何種疾病，只要被醫生宣告生命少於六個月，本人同意接受安寧照護，就可以入住相關機構接受服務。費用中百分之九十五都由社會保險（六十五歲以上，身體有障礙者）、社會救濟金（以低所得國民為對象）、個人保險來支付。其餘百分之五的費用，大多情況下都會由安寧照護團體負擔，意即美國公民幾乎都可以得到免費的安寧醫療照護。

一說到安寧照護，在日本多半會使人聯想到醫院，但原本安寧照護的意思是針對患有致命疾病的人，進行能夠緩和其痛苦的醫療干涉。

安寧照護的醫療療程中，不進行以治癒為目的的治療及延命相關的醫療（經腸道營養或點滴）。由於可以在患者所住的寓所提供安寧照護的服務，根據二〇〇七年的記錄，有百分之八十的患者在自宅過世，其餘的百分之二十人口則在高齡者照護設施或相關機構過世。

在這個醫療系統中，醫師並不會為患者做診療，以訪問看護師的的報告為基準，下達檢查的指示或變更新的處方箋及分量。醫師並沒有為了調整藥量或處方箋而訪問診察病患的義務。

安寧照護的專科訪問看護師每週會到訪三次，每次陪同患者約一至二小時。看護師有一定程度的裁量權，在醫師許可的範圍內可以直接做藥量上的調整。安寧照護中的服務項目包含有看護師到府探視及護理、清潔護理（盆浴、淋浴、擦拭、清創、更換敷料等等）、精神諮詢輔導、醫療器具（病床、輪椅、拐杖等等）與醫療材料（紗布、導管等等）的提供、復健及理療、語言療法、營養諮詢，也提供喘息服務——短期收容病患住院，讓負責照護的家屬得以休息。

特別值得一書的是，患者死亡後，不只醫師，安寧照護服務員、照護機構中的看護師也都能夠開立確認死亡證明書。由於接受安寧照護的患者，基本上可預測一定期間高度死亡機率，因此可以免除一定要醫生才能確認死亡的手續。當患者在自宅或照護設施中過世，家屬或該設施職員會先聯落負責安寧照護的機構，負責該位患者的安寧照護師收到通知後，即會前往該處確認患者死亡並開立具署名的書面證明。接著才聯絡葬儀公司來收容遺體。

接受安寧照護的患者，雖然沒有接受醫師親自進行詳細的檢查，但其實在生活上並不會造成太大的困難。

或許是在美國人觀念中，生命既有誕生，自然也就會有逝去的時候。因此更能淡然處之。不知到何時，日本這種「到死前都還要進行沉重複雜醫療」的思考模式才能夠有所改變。

◆加州的高齡照護設施中進行的安寧照護

我在二〇一三年九月前往美國見習，目的地是離洛杉磯驅車約一小時可達，位於南加州橘郡的五個高齡者集合住宅社區、失智症安養照護設施。此行是想知道在美國的做法裡，是否會對臨終期已無法進食的高齡者進行經腸道營養或點滴等延命醫療。

透過我們在《讀賣新聞》醫療資訊網站「yomiDr.」專欄而認識的豬熊夫婦（他們正居住在一個叫做「陽光海岸」的老人社區），為我們洽詢了幾個見習的機構。

高齡者安養照護機構——LAS PALMAS、LEGACY

這兩處院所位在拉古納伍滋市（Laguna Woods），都是由在全美境內經營了二十二所高齡者照護設施的芬達奇公司（VINTAGE）所經營。

託豬熊夫婦為我們盡心盡力的福，我們能夠透過市長的引薦訪問目標院所，受到盛大的歡迎款待。

兩處院所各有約二百位入住者，分為日常生活能夠自理的人、需要照護的人，以及失智症患者等等，各種不同失能等級的人分別安排住在不同的區域。房間都以月為單位出租，依失能照護的等級、房間大小、景觀的好壞、是否包餐等等，所需支付的費用各有不同，但平均下來費用約為日幣五十至九十萬左右（包餐），也就是所謂的高級老人社區。失智症照護住宅的費用，每個月則會超過百萬日幣。

食堂每餐會有六種不同的主菜供人選擇，沙拉和點心無限量供應，方式和一般餐廳無異。我們和負責人也在食堂中和入住者一起享用了午餐。

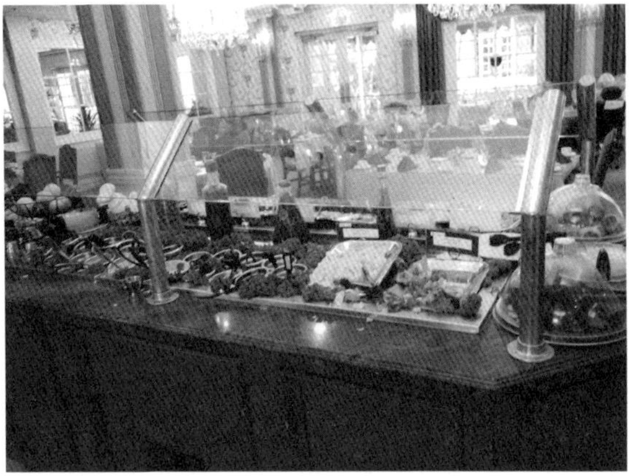

高齡者安養照護機構 LEGACY 的食堂，採自助式的用餐方式。

用餐當中，有一位九十二歲的女性加入我們的談話，說：「這個機構是最棒的唷！」這位老太太似乎是從附近自己開車過來。

平日裡會有一位看護師值班，但不會以看護師的身分進行任何業務。每位入住者都需要事先繳交臨終期相關的詳細指示書，一旦生病或進入臨終期，就會啟動安寧照護，在這個機構中安心渡過最後的時光。

高齡者安養照護機構——陽光之家

亞德利公司（ATRIA）在全美總共經營將近二

百家高齡者照護機構，本院所是其中之一。和前述的芬達奇公司機構同樣是高級的老人照護社區，光是房間的月租金就達日幣三十至五十萬元之譜，加上餐費更是每個月都要百萬日幣。這處設施有約一百八十名入住者，其中失智症患者則有三十三位。

令人驚訝的是，這裡依循公司的方針，禁止職員協助入住者進餐。職員僅會幫忙穩住老人持湯匙的手，但不會將湯匙及食物送入口中。協助無法自行進食的高齡者攝取食物，在東方人的想法裡是極其理所當然的事，所以知道有國家採取這種觀念，嚇了我一大跳。

雖然沒有深究其原因，但想必是抱持「人類到達無法自行進食的階段，本來就是人生的終點」觀念。其它還可以列舉如「一一協助進食既困難又花時間，強迫其進食又容易引起吸入性肺炎」等原因。

再者，我們和機構負責人聊起關於延命醫療的觀點，她如此回答：「家屬並不希望看到父母在不省人事的狀態下只有肉體繼續活著。就像手套如果已經破破爛爛的，當然就保護不了手一樣，已經衰敗的肉體，怎麼可能住有健康的靈魂，因此只能讓生命自然消逝。當人類已無法感受到期待和快樂，就算硬把生命留住，又能怎麼樣呢……」她對我這麼說。

幾乎所有入住者都是在同設施中接受安寧照護，並且在此渡過餘生，與生命告別。不過，如果患者或家屬本人希望接受醫療干涉，就會轉移到專業醫療照護機構（能夠達到國家級照護、醫療水準的醫學中心），不過幾乎沒有人這樣做。

失智症專科收容設施——CALTON

這裡是一所專科照顧失智症患者的設施，有三十八個病房，入住者共計有七十人。和前述設施不同，包餐的月租金約日幣三十五萬（雙人房）與四十五萬（單人房），在美國算是相當平價的照護院所。食堂較為狹小，訪問時與患者一同用餐的內容是一些簡單的菜色，點心僅有少量切成小塊的柳橙。

醫師每個月會來巡訪三次，為有必要的患者進行診察。由於不進行內服之外的任何治療手法，看護師也不會為患者測量血壓，如果需要正式的醫療則會轉診至醫療機構。需要人照護的患者，依家屬要求也可以移居至照護中心，不過基本上所有家屬都不會提出要求，入住者都是在同院所中住到最後。

當患者出現不再進食、飲水的狀況後，約兩週內就會辭世。一年裡大約會陸續有五至六位患者過世。

失智症專科安養機構——SILVERADO

入住者四十二人，雙人房要價日幣七十五萬元、單人房九十萬元。職員共有五十二名，其中有九位看護師。此外，醫師每兩週來探訪一次，理療師每週來一次。在我們拜訪院所的當下，正好在進行入住者的團體復健。入住者的居住照護期間平均為十八個月，大多都選擇在這裡迎接人生終點。在臨終期如果遇到需要醫療服務的情況，也可以移送至照護中心，但似乎沒有家屬提出此種要求。

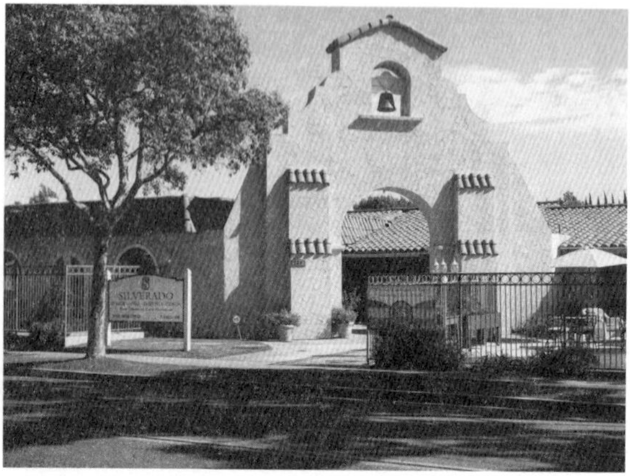

失智症專科安養機構 SILVERADO 的建築外觀。

基於院所本身的方針，在失智症患者情緒亢奮的時候，並不會使用鎮靜類藥物，改而由看護師隨侍在側的方式保障患者安全。每個月約有四位入住者辭世，平均居住時間較短。「這邊的入住者，在日本的話，很多看起來都還能硬朗地活五年以上，過世得這麼快真是太不可置信了。」和我一同前往的武田純子小姐（看護師，於札幌經營老人安養院）非常驚訝地說。

這家收容機構的特色在於對失智症患者進行寵物療法。院內有四隻狗、六隻貓、兩隻兔子，都自由地在走廊活動。但我們所看到的是，狗兒不時會在走廊上大小便，看護追趕著狗，用廁紙收拾動物的排泄物。撇開排泄物不說，整棟建築物還是充滿異味。

另一個特徵是入住者的房間裡就只有一張床，看起來格外刺眼。至今我們看到的機構，大多都會擺放患者以前在家使用的家具、家人的照片、喜歡的書等等，營造出充滿生活感的房間。這家機構卻是反過來排除患者的私人物品，白天則盡可能地將患者帶出屋外。再怎麼說，這麼讓人看不下去的房間還是第一次見到。

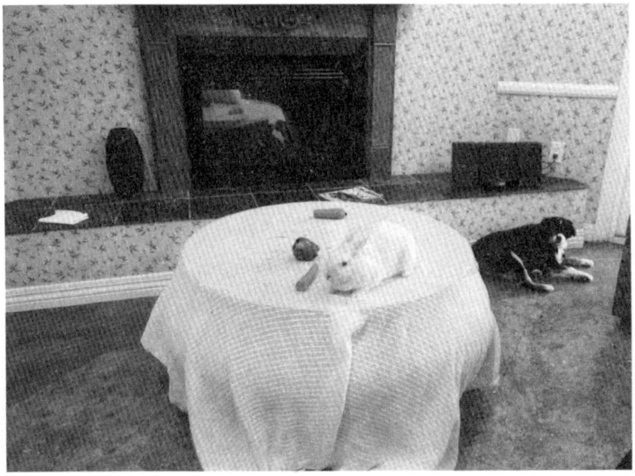
採取寵物療法，院內的生活空間有兔子和狗陪伴老人。

加州的高齡者社區——陽光海岸

在美國，被稱為銀髮族社區、退休社區的高齡者社區，約有二千處以上。為了硬朗的高齡者所開發的市鎮，住宅區旁會有高爾夫球場、娛樂及生活機能都十分完備。「等到感覺不到期待或快樂的時候，活著又能怎樣呢」，對延命毫無興趣的美國人，相對於就算不省人事也還是想一年年活下去的日本人，在步入高齡後的生活觀是否也大不相同呢？為了確認這一點，我們造訪了美國加州的高齡社區「陽光海岸」（Casta del Sol）。前面曾提到的豬熊夫婦就住在這裡。

陽光海岸社區開發於一九七二至一九八七年，目前有一千九百二十戶住宅，全社區共住有約四千人。社區位於丘陵地，是個有碧藍天空、白牆紅瓦的平房，放眼所及有許多青翠草地和樹木的美麗小鎮。要入住這個社區，必須購買當地的土地和房子（日幣四千至五千萬元左右）。豬熊夫婦的家建築坪數約四十五，算是標準大小。社區的居住年齡規定在五十五歲以上，最近由於要方便子女就近照料，修改為四十五歲以上的家屬可以搬入同住。社區住民主要為退休人士，但有少許仍熱衷於工作。

進出由四個有警衛的大門管制，沒有特殊情況的話，外來者不能進入社區範圍。在我們前往拜訪的前一天，豬熊夫婦已將我們的事詳細轉達給警衛，因此我們才能順利被放行。

由於本社區以能夠自理生活的人為入住對象，社區中沒有商店，採買生活用品及食物需要驅車前往鄰近的超級市場。如果不會開車的話，在這裡將會非常難以生活。

豬熊先生告訴我：「總之，這是個大眾運輸極不便利的社會。想要自在的生活，就非得自己開車不可。當然，也是有高齡者用的計程車系統，接送的價格也實惠，頗值得利用，但老人還是會盡可能靠自己開車行動。我家隔壁住了一個九十歲的老先生，不只買東西和到孩子家去都自行開車，連每週去打高爾夫球和上教會都開著車到處跑。另一邊的鄰居快九十歲時，突然心臟病發猝逝，但在過世前也都還是自己開車。」

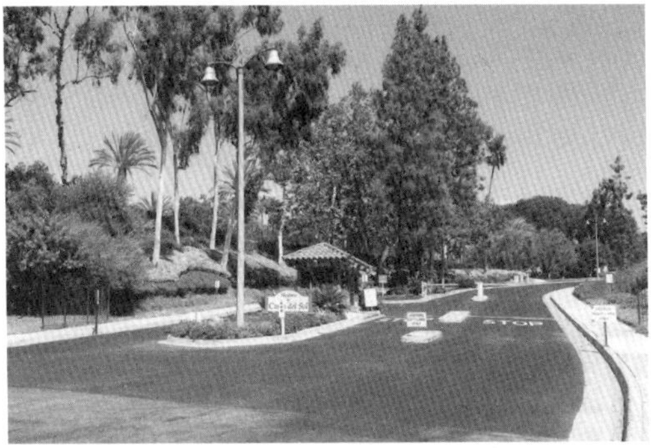

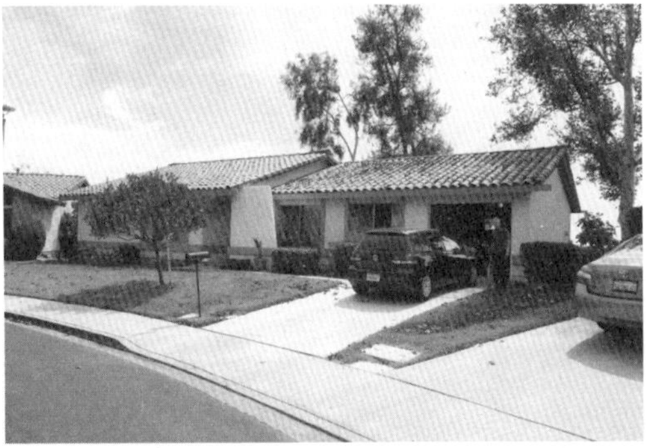

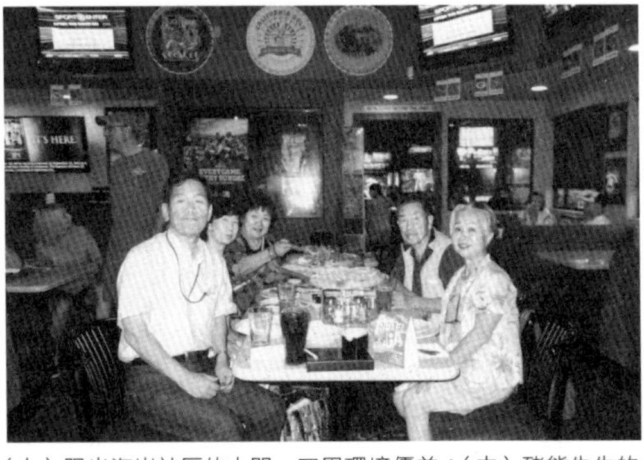

（上）陽光海岸社區的大門，四周環境優美；（中）豬熊先生的家，前門的草地由社區管委會進行養護；（下）作者與豬熊夫婦（照片右方兩位）共進晚餐。

社區的居民以白人為主，沒有黑人及墨西哥人。日籍居民有少數幾位，但也不太互相往來。負責打掃社區維持整潔的大多是墨西哥人。

娛樂設施方面，從游泳池、網球場、健身房、有氧教室、撞球間、圖書館、陶藝教室等手工藝方面的課程，相當充實。包含以上所有服務在內，社區管理費每月約需日幣三萬二千元，如果想要開墾個人菜園，則還需另外繳納二千元。

社區旁緊鄰著十八洞的高爾夫球場，倆夫妻經常在那裡消遣時光。使用費在打完折後約為日幣二千元。和日本不同，這裡的高爾夫球場既沒有桿弟，也沒有俱樂部。

社區裡的娛樂設施應有盡有，但我們前往的時期是九月初，正值酷暑，很遺憾地除了游泳池和撞球間之外，看不到社區居民戶外活動的身影。

在醫療方面，社區自二十年前起就規定每戶要有家庭醫師，必要時才到醫院看診。即使是住在社區型住宅裡，接受醫療的模式仍然不變。醫療保險方面，由美國的公家保險MEDICARE每月支付相當於日幣二萬元的金額給六十五歲以上的美國公民，私人保險也可每月領到二萬元。我問住在這裡的人都在哪裡迎接人生的終點，據說附近的人全是在自家過世。豬熊先生隔壁的鄰居就是由家人照料，加上安寧照護機構輔助，走完最後的一段路。

豬熊先生說：「使用政府的補助進行人工醫療，硬替已經醫不好的老人延長生命，在這裡應該會是極少見的特殊案例。可能在宗教或道德觀上的解釋不同吧……怎麼做才叫好，多半很難有個定論。不過我個人覺得，用某種無法幸福的狀態長生下去的話，其實是很沒有意義的，可能這也比較偏西方的想法就是了。這從照護系統上也能看得出兩邊的不同。」

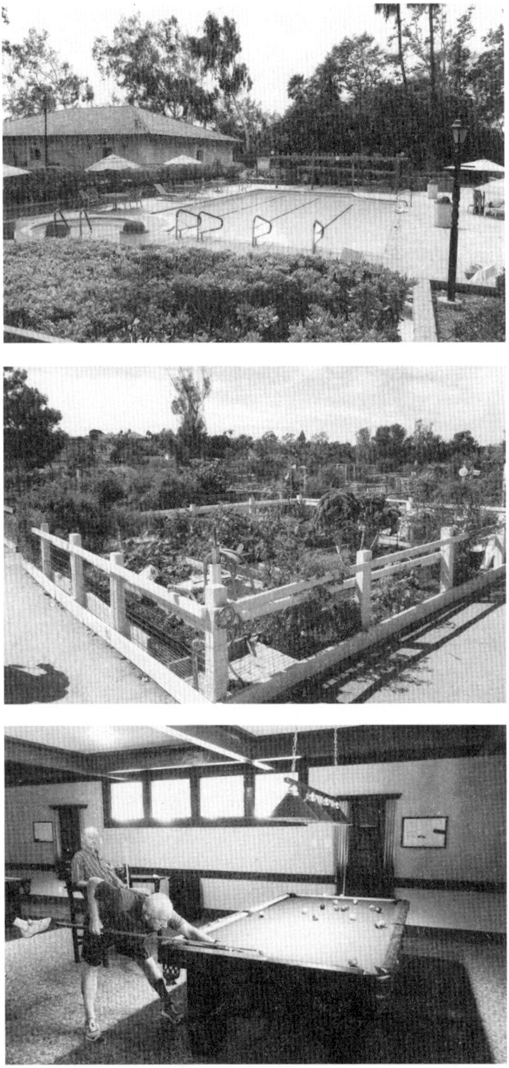

（上）陽光海岸社區的游泳池；（中）社區裡的家庭菜園；（下）撞球間一角。

想要在自家壽終正寢的話，有兩種方式：一是人數較多的家族，撥得出人手來照料；二是花錢雇用看護協助。在美國，到府看護的價格非常昂貴。

豬熊夫婦八年前搬家到陽光海岸社區的原因，是因為這裡的氣候比先前海邊的家溫暖許多，加上沒有吵雜的小孩子和年輕人，社區的居民也大多年齡相近，想法各方面都類似，相處起來容易溝通，治安也比他處要好。近來由於兩人的孩子一家也搬了過來，在這個只有高齡者的社區裡，生活起來竟也不再覺得寂寞了。

「和日本比起來，美國的風格更充滿個人主義，其實頗有自私自利的嫌疑。雖然事實上大部分的子女都不會特別照顧父母，但以整體社會氣氛來說，大多數年輕人還是會禮讓老人和身障等弱勢族群。此外，社會上普遍有銀髮族的折扣、保障停車位、輪椅優先等等做法，無障礙空間的維護非常徹底。我認為這裡是對老人相當體貼而優待的環境。」豬熊先生感嘆地說道。

◆日本也有高齡者社區嗎？

日本首個高齡者社區「SMART 社區稻毛」於二〇一二年建設於千葉縣。和美國的做法相同，由身體硬朗的銀髮族購入社區內的土地與住宅（公寓式），共享運動及娛樂設施。不過在日本有許多問題仍有待考量，諸如：⑴住宅的價值日益跌停；⑵入住者無法輪替；⑶治安問題；⑷住宅與財產繼承人為子女；⑸習慣與子女共住；⑹很多人把老年生活想得太樂觀；⑺老年生活其實不需要太多娛樂……等等。

日本的環境與大眾的觀點都與美國有許多相異之處，就現狀來說，高齡者社區要在日本扎根恐怕還有許多困難。

話說回來，時代不斷在改變，期待退休後的生活、擔心自己健康狀態惡化時該怎麼辦的人，可說越來越多。因此，如果能打造出一個讓居住者能長期獲得照顧的高齡者社區，說不定會大受歡迎。就連我也想試試那樣的生活。在設想未來的高齡生活的同時，各位不妨多參考美國的高齡者社區。

歐美澳等六國臨終期醫療現場之所見——Ⓚ

從瑞典為起點，我們看過了六大國家的高齡者臨終期醫療現場。自二〇〇七年聽說瑞典臨終期醫療的實況以來，我總懷疑瑞典的情況會不會是全世界的異類，也因此促使我動身去確認其它國家的真實情況。

本次最讓人意外的是，這幾個國家裡確實都沒有長臥在床的老人。雖然也有臥病的老人，但並不是像日本那樣，不省人事的老人從導管獲取食物或營養，手腳關節僵化、癱在床上無法翻身，連一個音都發不出來，卻一年又一年地躺著活下去。

其原因就在於，以上諸國的高齡者在倒下之後，並不會採取經腸道營養等延命措施，老人們會在短期間內自然壽終正寢。這些國家的人民認為，人終有一死，如果為了讓他活下去而導致其人權與尊嚴受損，反而成了倫理不容的壞事。

◆日本會有很多長臥老人的原因

為什麼其它國家會和日本如此不同呢？最先浮現腦海的原因是日本和歐美不同的宗教觀。這件事我在造訪瑞典時，曾和塔克曼醫師討論過。她肯定地說：「以前我們也有很多胃造口跟插鼻胃管的患者。但現在普世的觀念認為這種做法有違倫理，臨終期的老人只吃想吃的分量，這是基本社會常識。所以應該和宗教沒有關係。」確實瑞典的宗教歷史在這段時間裡並沒有改變過，經腸道營養卻變不見了。如果不是宗教不同的問題，那癥結點又在哪裡呢？

第一個原因，不同的生活觀反映出不同的生死觀。將生活在美國加州高齡者社區的老人，和日本當地的老人相比較，雙方在老年生活形態上有莫大的差異。根據國際百壽者研究會的報告也可以看出，美國在開朗積極的心態上遠遠勝過日本。

而在日本，會想著「接下來可以大玩特玩了！」而在退休之後抱持積極享受人生觀念的人，相信很少。也沒有專屬於高齡者的消遣設施。要說到高齡者會如何安排自己的生活，恐怕是盡量避免造成子女的困擾，盡量低調地生活。俗話說「老來從子」，生活方式及醫療內容完全聽從子女發落的人也不少。

相較之下，歐美人卻能不加思索地回答「生命是為了享樂而繼續」、「躺在床上靠點滴活著，有什麼意義」、「都到了感受不到期待和快樂的地步，活著要做什麼」。因此，他們會拒絕透過經腸道營養，很乾脆地選擇讓生命自然結束。面對生活的態度有多麼不一樣，也已經誠實地表現在面對死亡時的不同。

第二個原因，日本有太多人無法接受自己的雙親死於癌症之外的疾病。現今日本超過八十歲以上的國民，死於心臟病、肺炎（大多為吸入性肺炎）、腦中風等等病症的人，可說壓倒性地超過癌症。但即使如此，家屬仍會強烈地要求為患者進行只有痛苦卻沒有希望的延命醫療。

有一位七十六歲的患者，在第一次腦中風後，經過五年再度倒下，陷入意識昏迷的狀態。診療後確定為二次中風。首先接納這位患者的腦神經外科醫院，基於患者年事已高，建議家屬暫且不要進行積極的醫療，先看看情況。

但家屬提出要求轉至其它醫院，並施行各種沉重的醫療手法，中心靜脈注射營養、經腸道營養、氣切、人工呼吸器，後來因為出現排尿困難，也接上了洗腎機。到了最後，患者仍然沒有恢復意識，就這樣撒手人寰。離世時身體腫得不成人形，因為放不進棺材裡只好硬塞，而一用力壓，皮膚就裂開滲出水來，家屬也說遺體實在是慘不忍睹。

如果這位患者當時復發的是癌症，相反地就不會受到這些治療。恐怕到人生要告別的那一刻為止，所有人都在致力於緩和他的痛苦。上了年紀的人，因為癌症以外的原因過世的數量多更多，大眾應該對此項事實有更深刻的體認才是。

第三個原因，在日本，一旦裝上人工呼吸器、人工營養系統後，如果想要中止，就會有警察介入或遭遇官司的可能性。最後為了明哲保身，醫師也只能繼續施行延命醫療，繼續製造出更多長臥在床的老人。

第四個原因，來自醫療制度的不同。我們所造訪過的瑞典、澳洲、奧地利、荷蘭、西班牙，都有許多公立機構，其醫療制度充分反映出人口高齡化之下，國家政府致力於壓縮醫療開銷的立場。

另一方面，美國的醫療機構雖為民營，但在制度上也同樣反映出民間保險公司全力縮減醫療負擔的方針。

而日本由於有全民健保，醫療支出（財源）雖由政府公家負擔，但請領經費的幾乎全都是民營醫院（約百分之八十），政府身為支出方，為了壓低醫療支出，每兩年就調低預算，降低健保補助金額，結果造成醫院為了經營考量而反過來盡量進行過度的沉重醫療手法。國立、公立醫院由於努力想獲得獨立的預算規畫，做法也大致相同。也因此，國家越是壓縮預算，預算申請方就進行更多厚重醫療。

歐美、澳洲等國家的努力結果，是建立在國民不希望以人工醫療延命的普世觀念，以及政府致力於壓低高齡者醫療支出的行政方針上，國民與政府站在同一立場，才能夠推動社會的趨勢。

◆舊時代的臨終照料，反而是現今世界的常識

巡訪了諸多國家，我深刻地認知現代日本對高齡者臨終期的醫療觀念，在世界上是非常不可置信的開倒車行為。臨終期的老人只

醫療制度的相異處

	日本	歐洲、澳洲	美國
醫療機構	民營	公立	民營
資金	政府	政府	民間

吃他吃得下、喝得下的分量，這在五十年前的日本是再常見不過的事，高齡者都是在自己家中由家人進行最後的照料。而慣於施行沉重醫療干涉的現代風氣，如果我沒有到國外走這一遭，大概也不會感覺出這有多麼怪異。我們在醫療技術突飛猛進之際，忘記了早年日本傳統的臨終照護的優點，我希望大眾能去注意、找回臨終照護真正的目的與價值。時代會改變，但人類離世時的自然規律卻不應該被改變。

關於患者權利的「里斯本宣言」（由第三十四回世界醫師會總會於一九八一年發表）中，有明記「患者具有在保有尊嚴的情況下死亡的權利」。生而為人，終究有面對死亡的一天，而當那個時刻來臨，能夠帶著尊嚴離開才是幸福圓滿的。

相關議題

法國與英國的臨終期醫療——K

我們雖未造訪法國，但據聞，法國也不會為了延命而為患者施作胃造口。《讀賣新聞》醫療線記者藤田勝先生，曾在《讀賣新聞》的醫療網站「yomiDr.」上發表過一篇很有意思的報導。據報導內容指出，在法國，胃造口手術僅用於具明顯痊癒可能性的患者身上，也就是說，胃造口僅是為了治療而施行，不會用在單純希望延命的情況裡。就算和法國當地進行胃造口的醫師說明，解釋日本會因為高齡患者無法進食而使用胃造口為其補充營養，法國的醫師們也完全無法瞭解這樣的思維。

此外，法國在二〇〇五年通過保障臨終期患者醫療權利的 Leonetti 法案，更加鮮明地點出臨終期的醫療重心應放在緩和醫療上，因此，法國並不會進行日本所盛行的患者延命措施。

同樣地，我們也未曾到英國一訪。但英國的臨終期醫療觀與法國和其它歐盟諸國幾乎相同。另外，英國還有稱為「利物浦路徑」的安寧照護計劃——當患者被判定將於數日內死亡時，因應死亡前數日的狀態為患者量身調整診療內容的醫療措施。「利物浦路徑」是在二〇〇三年時為了將臨終期醫療程序標準化，並提高其醫療效果而訂定。內容以緩和醫療為主，採取順其自然的臨終陪伴。

第6章

為了迎來期望中的告別方式

- 從最新的臨終醫療問卷調查所顯示的趨勢
- 死亡人數逐年增加，病床數不足的問題有待解決
- 不需要擔心高齡患者猝死
- 讓失智症老人直到最後都能進食的方法
- 能否發揮預立醫囑的功能，主治醫師是關鍵
- 施作胃造口手術究竟是為了誰
- 「你不想承受的事，也別用在我身上」

從最新的臨終醫療問卷調查所顯示的趨勢——Ⓚ

關於自己以後在臨終期想要的理想醫療內容，日本近期進行了三個國家規模的問卷調查。

第一個是日本厚生勞動省在二〇一四年所發表的「人生最後階段之醫療意識調查」。假定本人罹患癌症並發展至末期，不期望受到的醫療內容中，包括：中心靜脈營養（56．7％）、鼻胃管營養（63．4％）、胃造口導食（71．9％）、人工呼吸器（67．0％）、心臟整律機（68．8％），以上幾項出現過半數的結果。

此外，失智症在逐漸惡化的過程中，不但更需要人手照料，進展到十分虛弱的狀態時，相較起癌症末期，有更多人不希望接受這些醫療內容，不希望的比率為：中心靜脈營養（66．9％）、鼻胃管營養（71．1％）、胃造口導食（76．8％）、人工呼吸器（73．7％）、心臟整律機（75．6％）。

第二個是由「改善高齡社會女性協會」（會長為樋口惠子）所推出的「人生最後階段醫療調查報告二〇一三」。普查對象為全國十歲至九十歲的男性和女性，共五千三百九十人（男性一千三百五十九人、女性四千零三十一人）。以下介紹我們特別注目的內容。

1 關於裝設心臟整律機及人工呼吸器

「當您的身體已呈現無法表達個人意志，並無治癒之可能性，全身狀態極度惡化的情況下，是否願意接受CPR或心臟整律機等急救治療呢？」回答包括：不希望（86．6％）、希望（4．6％）、不知道（8．8％）以年齡來區分結果的話，超過八十歲以上的族群，不想接受以上醫療的比例達到85．4％。

2 關於胃造口和鼻胃管營養

「當您的身體已呈現無法表達個人意志，並無治癒之可能性，已進入無法進食的狀態時，是否願意接受以延命為目的的營養補給醫療呢？」這個問題的回答是：不希望施作胃造口（85．4％）、希望施作胃造口（4．4％）、不知道（10．2％）。

而鼻胃管相關的問題調查結果，和胃造口幾乎完全相符。透過問卷調查我們可以從中發現，不希望裝設整律機或人工呼吸器的人有七成以上，經腸道營養（胃造口或鼻胃管）則有將近九成的受調查者回答不願意。

有意思的是，年輕人和年長者的結果幾乎一模一樣，而三十、四十多歲的人反而把死當成很遙遠的事。五十、六十、七十幾歲的人則認為時候未到，八十歲的族群則把死亡視為不久的將來即將發生的事。原本以為世代之間的認知落差會造成回答結果的不同，沒想到各個世代對同樣問題的意見大致上相同。也就是說，不想仰賴胃造口導食或鼻胃管活下去，是跨世代的共通認知。

接下來是從這份調查中，過濾出醫師及看護師的結果並列比較。首先是不希望施作胃造口：醫師（85．1％）、看護師（88．8％），不希望施作鼻胃管：醫師（84．0％）、看護師（94．1％），就結果看來，看護師比醫師更不願意在臨終期接受以上治療方式。原因可能是由於看護師與患者的長期接觸，讓他們比醫師更能瞭解患者的痛苦。

個人認為這份問卷調查對高齡者在臨終期的醫療方針至關重要。從問卷的結果就可以看出，現行的高齡者臨終期醫療方式，和國民在未來自己能得到的醫療對應內容完全相反。假設現在正承受延命措施、長臥在床的患者們有機會能夠表達自己真正的意願，相信絕大多數人都會對現狀提出抗議。

第三份調查「全國世倫調查」由《讀賣新聞》於二〇一三年九月進行。問及臨終期是否希望接受延命為目的的醫療，回答為「不願意」的人達到81％。

不出意料，大多數人都不期望以延命為目的的醫療處置，但現實生活中，臨終期的高齡者卻飽受鼻胃管灌食、胃造口導食、中心靜脈注射營養、裝設人工呼吸器、心臟整律機等等醫療干涉。我們必須起而行，將心目中所期待的臨終期醫療該有的形態，落實到現實生活中。

想要決定自己的死法

家母年歲已達九十一，受看護中心照料有七年之久，患上老年癡呆後，現在已人事不知。生命只剩下吃（經腸道灌食）、排泄，看著母親的模樣，總是讓我一再省思到底「生命」是什麼……

我確信如果是我的話，等到吃也吃不了、也不會笑了，還不如死了比較幸福。這不僅是為了自己，也為了家人著想。

是否只要有呼吸，就還算是「活著」呢？可以的話，至少也要讓我能夠自己決定想要的死法。走到毫無希望的那一步，笑容也消失在臉上，不靠醫療的力量就活不下去，在我看來，只覺得那是另外一種「死」。

——老舊零件

延命措施應在尚有意識時和家人達成共識

我覺得，要是吃東西時沒有味道，就失去吃的意義了。如果是我，不管是失智症或其它疾病到了末期，我不但打算拒絕胃造口之類的延命醫療，就算是疾病發生在我家人的身上，我也打算比照辦理。

確實，無法攝取食物的話，表示很快就要迎接死亡了，但在以前的時代，這不是極其理所當然的事嗎？我祖母在九十二歲時亡故，周遭的高齡者也都同樣經過攝食減少，以自然的狀態接受死亡的過程。由於有過這些經歷，對現今的醫療和做法格外感到怪異。

當然，如果患者本人希望得到這些醫療是另當別論，我認為關於臨終期的處置，及早和家人取得共識是非常重要的。

——加奈子

死亡人數逐年增加，病床數不足的問題有待解決——Ⓚ

根據「依死亡場所分別統計：死亡人數之年次推移及預測表」（厚生勞動省・二〇

一三年）資料，可得知「今後，隨著死亡人數增加，至二〇三〇年時，每年度死亡人數將增加四十萬人，屆時在安寧照護人力上將出現重大缺口」。也因此，中央社會保險醫療協議會（隸屬於厚生勞動省）為了解除病床數不足的問題，正在強化培植能夠協助病患在家療養的診療機構及其機能，以推廣和提高未來國民選擇於家中、照護機構、高齡者住宅等地進行臨終陪伴。

但以眼前的實際情況來說，能夠協助患者在自家或安養院所中進行安寧照護的醫師及看護師，均有嚴重人力不足的問題，因此一旦患者的狀態有變，無法對應的家屬及安養院只能立刻叫救護車，將病患送至醫院。

在此，我想試著提出一個或能緩解病床數不足問題的方法。日本國內醫院的病床數，據二〇一三年統計資料，可知有一百五十八萬床（一般病床九十萬、精神病床三十四萬、療養病床三十三萬）。其中那三十三萬療養病床，幾乎全部都用在做了胃造口或其它營養補給、不省人事也不知要活到何時的長臥老人。今後，只要能夠摒除為這類患者進行人工補給營養的延命醫療，讓患者能在正常的過程中過世，病床的運轉度自然會加快。

假設使用療養病床以臥床狀態活了兩年的患者，能夠在安寧照護下自然於二個月內

依死亡場所分別統計：死亡人數之年次推移及預測表」

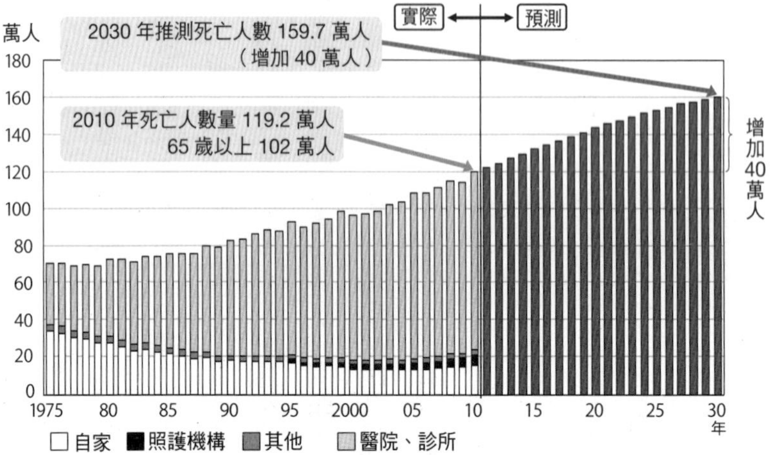

課題 2030 年，可預測年度死亡人數將增加 40 萬人，照護資源將陷入嚴重不足的窘境

※ 照護機構為老年保健所、老人院

資料：2010 年為止的統計資料來自厚生勞動省「人口動態統計」，2011 年後的預測統計資料來自日本國立社會保障 ・ 人口問題研究所之「人口統計資料集」（2006 年度版）。

過世，病床的運轉度將可以提高到十二倍，就算每年的死亡人數增加四十萬，以現今所有的三十三萬療養病床來應對，也完全綽綽有餘。

或許我這樣的說法，會有許多人認為拿高齡者的性命和病床的運轉率相提並論，是一種大不敬。但是，現今政府財政吃緊是不爭的事實。再加上，自然的安寧照護確實比人工補給營養更能達到高齡者安詳壽終正寢的結果，種種實情都在催促我們改變，放棄無意義的延命醫療。

為了守護我們足以向世界誇耀的完善健保制度，避免全民的保障

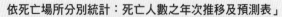

因為財政吃緊而崩盤，所有人都應該理性、智慧地正視並且改善病床數不足的問題。一切都是為了讓全民都能享受到正確完善的醫療資源。

在醫院得到自然的死亡

現今的真實狀況就是有些醫師會擺出「不作胃造口的話，就請立刻出院」的蠻橫立場。不進行醫療的話，馬上就被趕出醫院，眼前這種醫院運作系統，哪來的可能性能讓人不做點滴或胃造口，在醫院做安寧照護呢。

醫院或政府修正健保給付制度、不做無意義的治療、設立為病患擦拭身體和換尿布的安寧病房（或樓層）、給與看護師優厚的酬勞等等……這些我想大概是都沒可能了。但如果自然死亡的優點能夠廣為人知，選擇在家進行臨終陪伴的人說不定還會再增加。

在沒有攝取飲食的情況下，患者的安寧照護期也很短，向公司請個安寧照護假，在家照料也並非不可能……。

——SANPO

不需要擔心高齡患者猝死——R

一直以來，我們醫師都盡量避免在患者面前提起死，避免患者有過多的擔憂和想像，因為患者會感到恐懼。但實際上，就算提起死，很多高齡者其實並不會感到害怕。反過來，他們會對所謂的死亡提出很多看法和意見。

有一位八十八歲的女性患者，因為膽結石而反覆引起膽的炎症，過著不斷進出醫院的日子。為了預防再復發，我向家屬說明接下來恐怕非得將膽囊摘除不可，家屬的回應是「由她本人來決定」。因此，團隊在和患者本人討論是否執行手術時，患者這麼說：「我已經活得夠長壽了，也沒興趣再活久一點，朋友也全都先走一步了，我還反過來希望他們快點來接我！」

我問她：「你都不怕死嗎？」她輕描淡寫地說：「一點也不怕，我那些死掉的朋友，偶爾還來我腳邊晃來晃去呢。」對死是十足的泰然處之。

此外，在告知來看診的失智症患者：「任何失智症患者在離死不遠時，會變得沒有食慾，但醫院會從患者的鼻子插管子、或是在肚子上開洞，用來把營養劑灌進胃裡；情況好的話還能再活上好幾年，不過那時候已經人事不知、沒有任何反應了。趁現在您還能表達自己的意願時，先講清楚自己到沒食慾的狀態時，有沒有要做經腸道營養，對您也比較好。」

面對這個問題，少數人會回答不知道該怎麼辦，但大多數人都認為：「不想被弄成那個樣子活著。與其那樣還不如乾脆地告別生命。我想要好好跟家人道謝後，死得其所。」即使罹患了失智症，他們仍能傳達自己的想法。

然而，沒有哪一個患者在聊過這個話題後感到沮喪害怕，相反地，他們紛紛說：「來得及講出自己的想法，實在太好了，這樣我就不擔心了。」高齡者對死亡的接受度，比我們想像中自然而不抗拒，那麼，在抗拒跟逃避死亡的又是誰呢？

我們這裡有一些來自高齡讀者們的意見。

上了年紀的人並不怕死

一個吃到八十六歲的男人了，腦子和身體各種退化現象都很嚴重，每天都覺得很痛苦又不安，但即使如此，我也沒有半點意思用醫療那些機器來延命。

——小鳩

我不怕死，怕的是受折磨

去年底，我也步入了老人裡的高年級班。想是還想跟幾個談得來的朋友再過一陣子愜意的生活，但另一方面我又覺得死了也好。這一輩子，我也算什麼都經歷過了，對死是沒什麼好感到害怕的，但至少讓我免了那些痛，不要讓我受折磨到死。所以，要是能夠把病治好，回復到原來的生活，什麼醫療我都接受，但單純的延命措施我就什麼都不要了。

這些話我也有對家裡人說過，但年輕人對這種想法能瞭解到什麼程度，我是抱有一定懷疑。年輕人的思維和我們這些老人家總是會有落差。

——隱居的長鬚爺

延命迷思

孤獨渡日的老人才不會想要做什麼延命醫療。他們每天腦子裡都只想著：但願能夠快點解脱。

——YAKKO

想要死得像個人

幾年前，我在醫院的等候區聽到幾位老者這樣的對話：

「吃到這個年紀，都已經不會怕死了。只是一想到不知道是會怎麼死，叫我想像我都怕。」

「是啊，像那樣滿身都是管子，拖累一家人的死法實在不堪。要死也要死得像個人吶。」

自那以來過了這麼多年，不知覺間我也到了那個年紀，也開始瞭解到什麼叫做「想要死得像個人」了。

——愛子

期待誰來為我點亮「臨終時該怎麼做」的明燈

年近古稀的現在，終於不得不來想想自己往生時的種種該怎麼應對。最近看了一些書，上面寫現在日本醫院理所當然的老人醫療內容（如點滴或胃造口），其實是對病體毫無意義，只會讓本人受到更多痛苦折磨，對於這事我也還算能接受。說實在的，人生有幸能平安地活到老才來準備告別的話，我也不想違反自然，就讓我順順地安穩往生就好。

這大概是誰都會渴望的好事吧。

我不想讓自己的往生大事被後人的煩惱困惑、世間的觀感、醫師的考量或醫院的經營方針去左右。最後階段我只想安靜地、幸福地劃下終點。

因為接受那些無意義的醫療，到了不省人事的地步都還得任人宰割、毫無建設性的活下去的老人；因為癡呆，連人權也被無視、被強迫活下去的老人；連動也不能動，不得不放棄自己安心、幸福生活所在的老家……現在的社會讓人無力抵抗、也不被容許抵抗自己不願意的生命存在方式。不應該讓時代的富強和醫療的發達而讓人類社會偏離了該前進的方向。

近來，開始具體討論到這類問題的書或議題，一時間迅速地增加，再過一段時間，或許讓高齡者自然往生的思考方式能夠更深入現在不可動搖的觀念中，我心裡暗暗抱著這樣的期待。在西歐已成常識的思維，日本也應該正視並加以採納，正確明快地確立起來。

——午茶時間

另一方面，也有這樣的意見。

包在糯米紙裡的話語

人類在降生的瞬間開始，就被迫背負了有朝一日必須踏上未知的死亡之路的命運。不管老人還是年輕人，誰都對死抱有與生俱來的恐懼，人就是被造成這樣，會害怕也是再自然不過的事。

乍看之下，會以為老人家講得一派達觀，似乎不害怕死，但追根究柢，那不會是一個人真正心底的想法。他們對外表現出來的感情，都包上了半透明的糯米紙，他們把人性根源中對死的害怕藏在最底部，作為他們逞強的掩飾。我認為臨終期醫療真正該有的形態，應該是從體察他們心底真正的想法開始才對。

——七十五歲的美波

日本人的生死觀

已經有很多人寫過類似的內容了，人會怎麼去面對自己的死亡，是取決於本人的生死觀。我認為死的方式，也表現出了一個國家的民族性。

現今醫療無論如何都非得要幫患者延長壽命的觀念，難道不是來自日本人自古至今的想法嗎？

我本人是一個在救急型醫院工作的護理師，並且對歷史特別感興趣，接觸到近代日本歷史的機會也很多。

在我讀過的書裡，有一本叫做《逝世的面容》（渡邊京二著），內容是將日本幕末至維新時期，訪日的外國人對日本的印象記錄下來，加以記述分析。裡面就有許多部分被認為是當時外國人對日本人生死觀的記錄。書中有記述日本人不害怕死亡等內容。日本人當然不會輕賤生命，我想那是外國人不明白日本人獨特的生死觀和活的方式，對表現出日本精神的武士道斷章取義的結果。

戰後由於美國派遣駐日盟軍總司令來鎮守日本，廣加宣傳教育，否定戰前日本人重視武士道精神勝過生命的價值觀，導致日本人的生死觀也產生了變化，至今才成了這個樣子。我感覺到，如果不讓日本人回到原點，是找不到答案的。

在我工作的醫院也有很多施作了胃造口的患者，在我以前工作的安老院裡，看到那些日復一日默默呆坐著的老人，我心中不禁想著：這該是人類活的方式嗎？

——歷史古書愛好者

我認為，現代醫療不可以不尊重高齡者在漫長人生中構築累積而成的生死觀，妄加猜測他本人可能害怕死亡，如果不好好問清楚本人是否願意進行延命醫療，就有可能變成將患者不想要的醫療行為強行加諸其上的悲劇。醫療者也應當在平日就和患者或家屬討論相關的做法。我認為這在改善眼前臨終期醫療的問題上，是極重要的一步。

讓失智症老人直到最後都能進食的方法──Ⓡ

由我的熟人武田純子小姐在北海道札幌所經營的老人安養院──「福壽莊」，讓失智症患者到最後一刻都還能吃得津津有味，在安詳中踏上旅程。院內的患者和家屬都不希望在臨終期施行點滴或經腸道營養法。

失智症惡化的過程中，患者會漸漸失去控制嘴部或喉嚨的肌肉的能力，造成飲食上的障礙。因此，口腔裡的細菌和食物殘渣容易誤入肺部，大多數失智症患者最後都是死於吸入性肺炎。

福壽莊（院內有四十二名入住者，分為五組）在二〇〇〇年至二〇一三年間，共計為四十位患者進行了最後的安寧照護。但是，四十人中因吸入性肺炎而過世的患者僅僅只有二人。這個數字對我造成了極大衝擊，因為我也認為失智症患者死於吸入性肺炎是很理所當然的結果。

為什麼福壽莊可以做到讓高齡者經口攝取食物到最後一刻，卻不會引起吸入性肺炎致死呢？以下我依序列舉他們努力的重點。

重視清醒度

讓半睡不醒或矇矇矓矓的人吃東西，很容易咳嗽，食物就會容易嗆進肺裡。因此，福壽莊的職員只在患者確實清醒過來的狀態下輔助他們進食。在睡著的人清醒過來前，避免讓他們吃東西或喝水。由於有些患者可能早上五點吃早餐，也有人到了九點才能吃早餐，職員們必須多花非常多心力。

保持正確的姿勢

進食時的姿勢不好，一不小心就會把食物嗆進肺中。當患者坐在椅子上時，職員要注意他們的姿勢不會往前後或左右傾斜，背脊要打直，身體稍稍前傾。為了能確實進行，院內有數種不同的椅子，配合每位患者的問題搭配適合的椅子。同時也會利用坐墊抱枕、腳踏台來調整姿勢。

講究食物的形態

由於大多數患者都有吞嚥障礙，院內對食物的形態特別下過工夫。例如白飯，以二：一的比例混合粳米和糯米，用較多的水去炊煮。炊煮出來的白飯，口感較軟而具有黏度，有益於吞嚥。副食品則是將煮好的食物用壓力鍋煮過，並用湯匙再壓碎，務必讓質地變得極為細緻柔軟。另外再製作非常軟嫩的茶凍，用來讓患者「喝茶」，味噌湯則調理得濃稠些。

在餐具下功夫

院內使用觸碰到口腔時也很柔軟的木製湯匙。即使患者已沒有使用筷子的能力，也讓他們握著拿好，模擬出自己正在吃飯的熟悉感。其它的餐具一律不使用塑膠器皿，改用陶器、漆器等等。而失智症患者有時會把餐具器皿上的圖案誤認為食物，所以福壽莊的餐具除了講究質地之外，都是素色無花樣的款式。

用心輔助患者進食

餵食的手法太差的話，患者被食物嗆到咳嗽的機率很高，自然就更容易出現吸入性肺炎。福壽莊每一口的餵食量都只有普通的湯匙大小，絕不貪快使用較大的湯匙。

輔助進食的看護會坐在患者正面，保持在和患者的眼神同樣的高度。讓患者本人能看著食物從正面進入口中。接著耐心等候患者吞嚥的反射動作，確認食物已通過喉嚨了才餵下一口。如果從側邊餵食也能順利進行的話，輔助者會坐在患者的慣用手那一邊。慣用右手的人，就讓他從右邊吃。患者穿的圍兜也不使用防水的尼龍塑膠製品，一律使用觸感柔系的布製品。

講求食物的美味

讓患者吃得津津有味是相當重要的觀念。運用柴魚片、昆布、小魚乾等食材，因為上了年紀的人喜歡吃甜的，福壽莊每年採購的各種豆類多達一百五十公斤，冰箱冷凍庫裡也隨時都有煮好的豆子。當患者不吃東西的時候，碰到煮豆還是會開心地多少吃一些。他們也很愛豆沙糕，用先前說的白飯捏成小團，再加上紅豆沙，就成了患者愛吃的小點心。

壽司也很受歡迎。一樣用剛剛的白飯小團子，放上搗爛冰過成團的干貝、鮪魚肉泥，就能看到患者吃東西時開心的模樣。把羊羹切成薄片，是安養院裡的人氣點心。有位九十二歲的患者，開心地一連吃了兩個軟泡芙，幾天後就在睡夢中離開人世，成就了壽終正寢的圓滿結局。

調整用餐的次數

臨終期的高齡患者，睡覺的時間會越來越長，只有用餐時才醒著。為了讓他們的生活中保有娛樂時間，我們也參與研究，將福壽莊的用餐次數改為一天兩次，在正餐之間插入吃點心的時間，總卡路里不變。一天吃三餐的話，就算家屬帶點心來探望，吃完正餐就睡覺的患者也沒時間享用。在改為一天二餐後，由於有多出醒著的時間，可以和院內的職員一起吃零食玩遊戲，紛紛露出笑容，生活也有活力了些。

此外，兩次正餐隔的時間長，會有較明顯的空腹感，用餐時患者會更積極，不但速度變快了，也都會把飯吃完。透過血檢可證實用餐習慣改變後的患者，健康程度完全沒有改變，體重也很穩定。於是我們可以大聲地說，臨終期的人一天攝取兩次正餐與一次點心是更恰當的方式。這個成果後來也於NHK晨間新聞向全國推廣介紹出去。

諸如上述的種種方法，只要在患者進食的層面多花功夫，高齡患者吃得雖少，但一樣可以正常用餐到最後一刻。患者正努力地活著，看到他活得與健康者無異的一面，又有哪個家屬會想要為他做經腸道營養呢。這是令人羨慕的人生謝幕方式。福壽莊的入住者，每一位都異口同聲地表示不想去醫院，死要死在這裡。照料高齡患者的人，都應該借鏡福壽莊的用心程度。

能否發揮預立醫囑的功能，主治醫師是關鍵——Ⓡ

為了將來我萬一無法表達心裡意見的那一天著想，我寫下了如後面所示的「醫療決定」。並將文件的內容和保管處告訴我那兩個孩子。叮嚀他們到那一天時，務必要完成我的願望：

當本人進入難於經口飲食的狀況，請勿對本人施行中心靜脈注射營養、經腸道營養。此外，也請勿以延命為目的，為本人裝設人工呼吸器。

——寫於平成十五年九月二十一日，宮本禮子最近我在這份文件上又追加了「勿進行末梢點滴」細項。施用末梢點滴來延命幾個月的話，人體會瘦到僅剩皮包骨，這樣會使我無法用自然的姿態死去。

但以現在的日本來說，就算寫下這份文件，還是無法讓人安心。能夠完成我願望的，只有目前極少數有在進行安寧照護的醫院、安寧照護機構、自家。

我期盼等到我將死的時候，日本能夠瞭解為何不該使用人工營養或人工呼吸器延命的醫師能夠多一點，多到讓我能不必擔心被施作延命醫療，在全國任何一個醫院都能安詳地長眠。

最近有一位因阿茲海默症住院的八十二歲男性患者，他的太太帶了一張文件過來，告訴我：「這是我和我先生在七年前看了電視節目後寫下的。」文件上有患者親筆寫下：

> 拒絕延命措施文件
>
> 我本人不希望接受主治醫師以延命為目的而進行的任何醫療手段。

除了以上內容，還有清楚的署名。我把該文件拿給患者本人看，詢問是否真的是他寫下，他也僅回答：「這個嘛……看起來是我的字沒錯嘛……」已經記不得也分不出來了。現在他還能自行進食，但將來總會有一天，病情會發展到有人輔助也無法吞嚥的程度，屆時這張文件就能完成他最後的願望。建議各位也都預先做好準備，為自己留一個能夠圓滿長眠的希望。

百分之百會到來的東西

世界上大概沒有多少東西是可以讓人斷言說是「百分之百絕對」，但「人的死」卻是絕對百分之百會到來的東西。當絕對會到來的死亡臨到面前的時候，我希望至少可以由我自己決定死法。

我需要的不是器官捐贈卡，要是有能夠標明自己想不想要延命醫療的天使之卡什麼的，那樣才好啊。

——某位醫療從業者

去年父親在家中與世長辭

家父在八十八歲時與世長辭。約莫十年前，他自己寫了一張「宣誓書」，上面寫著：就算我癡呆了，我也保持拒絕一切延命措施的決定。

他倒不是因為特定的疾患走的，只是身體逐漸到達極限，慢慢地變得不再進食，躺在床上，也不喝水，一開始雖然有打點滴，但也無法阻擋身體趨向極限。我問他：「怎麼辦好呢？要住院嗎？插管好嗎？」他回我一句「不要」，因此家裡也停掉他的點滴。那之後約一個月，父親就在家中往生了。走得乾脆瀟灑。當時定期來家裡下診斷的醫師也很理解我們的想法，至今我仍感謝他。

——兵庫縣網友

施作胃造口手術究竟是為了誰——Ⓡ

當家中出現失智症患者，到了末期已無法進食的時候，也有家屬如此希望：「只要人能活著就好，幫他做胃造口吧。」也有人這樣說：「我祖母做了胃造口，十年來雖然都只是躺在床上活著，不過這樣我就很開心了。」這樣說的人，是否曾將心比心地為患者本人著想呢？

一位八十八歲的男性患者，因為腦中風，幾年前起就長住在醫院。從胃造口攝取營養，整天只躺著，也無法發聲說話，更認不出家屬的臉。氣切也沒少，抽痰和換氣切的塑膠管時，痛得全身不停顫抖。但患者的妻子總說：「我先生是我活著的意義，能多一天是一天，請讓他活得越久越好。」

諸如「只要人活著就好」、「能多一天是一天，活得越久越好」……這種家屬的心情，有人認為應當加以尊重。但真的該完全聽從嗎？家屬或許這樣就能滿足，但為了家人被迫承受各種痛苦而活下去的患者本人，又是怎麼想的呢？我覺得，被迫活著的患者非常可憐。

我工作的醫院裡，有一位護理師這樣說：「我很愛我母親，將來就算她得了失智症，什麼事都分不清了，我也要幫她做胃造口，讓她為我活下去。」我向這位護理師提出一個小小的請求，請她回家後詢問母親是否願意完成女兒出於愛她而許下的願望。隔天，護理師來告訴我她母親的答案：「她說不要，她才不要變成那樣。」

看來，這真的是誰都敬謝不敏的待遇。說實話，在我身邊，希望將來自己也裝上胃造口導食管的人，可想而知是一個都沒有。然而，雖然自己不要，卻希望父母或配偶裝設，這是否太不合理了呢？姑且撇開在家由家人照顧的情況不說，二十四小時照料患者的是醫院和照護院所的員工們。偶爾才來探望一下的家屬，對患者每天受到的痛苦，茫然無知、甚至根本沒有意識地以只有軀殼的方式活下去的悲哀，又能體會多少呢？

況且這個軀殼已經衰敗到極限，不會有一分一秒是處於輕鬆舒服的狀態。

如果有誰能夠二十四小時照顧長臥在床、連話都不會說的病人整整十年，我想這個人一定就能瞭解，「只要人活著就好」只不過是還健康的人自私的行為而已。

下面說的這個例子，發生在我以前工作的醫院。一位七十六歲的女性住院患者，已到了阿茲海默症的末期，吃東西就會嗆到，反覆地引起吸入性肺炎。躺在床上不會說話，也認不出家屬誰是誰。我問她先生：「她已經沒辦法用嘴吃東西了，要做胃造口嗎？」他毫不猶豫地回答：「不做胃造口，就讓她這樣吃。」

這位老先生，多年來在家自力照顧臥病在床的老太太，住院後每天早、晚也都自願來醫院負起餵食的工作。最後，不意外地，這位患者因吸入性肺炎過世。但當時的我，認為食物哽噎會反覆引發吸入性肺炎、因此要施作胃造口是理所當然的事，無法理解老先生在固執什麼。但現在的我明白了。對於當時無法更體察兩位的處境，我感到萬分抱歉與不捨。

◆願意接受經腸道營養的醫療從業者相當稀有

那麼，醫師們會希望自己的臨終階段採取什麼樣的醫療內容呢？這裡有一份資料，記述了以日本老年醫學會的會員醫師們進行問卷調查後的結果。問卷調查由「二〇一〇年度老人保健健康促進事業研究發表會」進行。

「醫師本人如罹患阿茲海默症，失智狀況發展至重度，需要接受全方面照護臥床，既無法表達，也不會笑的狀態下，反覆發生吸入性肺炎，經口攝取有高度障礙，已開始進行末梢點滴的治療，請問您希望接受以下哪些處置？」

當本人罹患阿茲海默症至末期，反覆發生吸入性肺炎時，希望做何處置？（醫師 789 人）

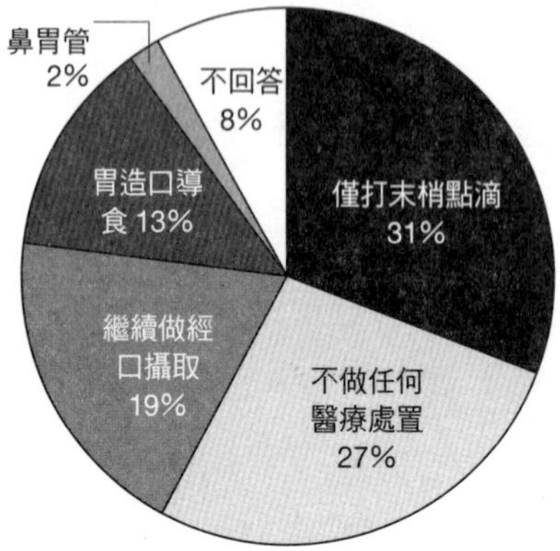

2010 年度老人保健健康促進事業研究發表會

這個問題共由七百八十九位醫師作答：

1 僅打末梢點滴（31%）
2 不做任何醫療處置（27%）
3 會死也無妨，繼續做經口攝取（19%）

4 胃造口導食（13%）

5 鼻胃管（2%）

由調查結果可知，希望做胃造口或鼻胃管的醫師加起來低於百分之十五，願意的人可說相當之少。另外，將此份調查用在比醫師更清楚患者日常生活的護理師身上時，願意接受經腸道營養或鼻胃管的人，僅僅只有百分之六。

日本的醫療，竟然是把醫師、護理師、家屬都不想遭到的待遇，用在無法開口說不的老人家身上。這究竟是為了誰呢，難道不是應該「己所不欲，勿施於人」嗎？

我大概也會什麼都不做

我大概也想什麼都不做地迎接臨終階段吧。我父親當時是做胃造口，但那情況真是讓人看不下去。

自從他倒下後，就經常把「好想趕快解脫」掛在嘴邊提。在渡過臥床的六年生活後，父親靜靜地停止了氣息。如果當初沒有做胃造口，也許他會比較早過世，但我卻認為這種延命醫療違反了自然。

我並不想靠胃造口去貪圖長壽，最好是能健健康康地，有一天突然就走了。唉，要是治療可以不造成生活上的痛苦，我也想好好治療，多活一段時間，但事情總是很難兩全齊美……

——蔥花

想要拿掉阿嬤的胃造口導管

我的阿嬤九十歲時因為中風倒下，就那樣被裝了胃造口，後來還活了十年以上。她的眼睛是睜開的，但卻毫無反應，我們跟她說話，也不知道她到底有沒有聽到。

不知道是不是因為她生於明治年代，生命力非常頑強，到現在氣色都還是不錯。當初剛把管子戳進胃裡時，她還想自己拉掉，所以被網子固定住了。但我覺得她想拿掉的動作，就是她真正的意願。

她以前總是驕傲地說「我什麼時候死都可以，我這個人從來不麻煩任何人」，前陣子我父親（她的兒子）、我小姑姑（她的女兒）相繼過世，常常往返醫院送換洗衣物的大姑姑，身體也很衰弱了。我在想，會不會她的子女全都過世後，她還會裝著那個管子一直活到很久很久以後呢。如果是我媽媽的話，我想她應該會說要幫阿嬤拿掉胃造口的管子。

但因為大姑姑現在把幫阿嬤送換洗衣物當成生活的重心，我們尊重她所以不方便多說。但就本質上來說，我覺得，像這樣不倚靠醫學的力量就活不了（因為以明治時代的生活，阿嬤中風時應該就會過世），其實等於人早已經不在了。

——MN

「你不想承受的事，也別用在我身上」——R

在最後，我想說說九十二歲的A女士的故事。

A女士因為衰老，身體已經到了無法吃任何東西的程度。於是我詢問她的女兒，是否要為母親進行延命醫療。當時她女兒如此回答：「平日我媽媽就常叮嚀『可別給我做什麼延命措施，你要是不知道怎麼辦，就想想看，你不想承受的事，也別用在我身上』。」因此，那位女兒婉拒了經腸道營養或中心靜脈注射等各種延命措施。只進行一天五百毫升的末梢點滴，幾天後便安詳地離世。

「你不想承受的事，也別用在我身上」——在現行的高齡者臨終醫療界，是極為當頭棒喝，也發人省思的一句話。

將心比心的臨終陪伴

拜讀了專欄，讓我想起十五年前婆婆過世時的事。我先生是獨生子，身邊並沒有可以商量的兄弟姐妹。婆婆被宣告因為胃癌末期，僅剩下三個月的生命，先生一下子突然面臨要馬上決定婆婆該怎麼治療、該怎麼照護，陷入很大的迷惘中。後來我們決定要將心比心：我們自己想被怎麼照顧就怎麼照顧。

治療期間，好幾次碰到需要家屬馬上做決定的危急情況。當時我們的考量基準一直保持不變，結果婆婆大約兩週後就出院，在家裡渡過最後的時光。雖然被宣告只有三個月的生命，但她一直活到第一個曾孫出世，在家裡過了將近一年。

初次學習怎麼照護病患的我們，要下決心讓婆婆在家生活，當然有些許不安，但有訪問看護的制度從旁協助我們。醫師、護理師都會定期到家裡來探視。其中最穩定人心的，是醫師再三向我們提醒，一旦覺得在家照護很難熬下去，隨時可以將婆婆移送到醫院，這大大緩解了心裡的壓力。

因為我們沒有看護的常識，秉持用自己想受到的方式照顧婆婆，很害怕自己的想法反而會讓婆婆無法過得舒適。最後，婆婆在嚥氣前的一個月，都還和全家一起吃飯，一起愉快地聊天。

能夠靠嗎啡來控制住身體的疼痛，也是十分萬幸的事。雖然我們還是不知道由子女來照護婆婆是否真的是最好的方式。而我們也一邊照料婆婆，一邊叮囑子女：「這就是以後我們想受到的照顧方式，要好好地看清楚唷。」

——pontam

在面臨為家人決定臨終期醫療的迷惘時，「選擇自己想受到的照顧」是非常好的觀念。和「你不想承受的事，也別用在我身上」是同樣的出發點。我們會不自覺地掉入關心則亂的陷阱中，「不多吃一點怎麼行、不多喝點水怎麼行」，總是會勉強無法進食的家人，等到真的半點也吃不了了，接下來我們就會對他們做點滴或經腸道營養了。不知覺間，我們把自己的意願，放在比患者本人的意願更優先的位置上。

但是，即將踏上遙遠旅程的是患者本人，我們應當為他們著想，給他們更理想舒適的出發環境。

座談會

阻礙安詳臨終的是什麼？

- 現今各種醫療設施的臨終陪伴情況為何？
- 醫師無法得知患者本人的意願
- 為了不輕易選擇「主動臨終期」
- 醫院與安養院的人員，思考大不同
- 達到減少點滴的共識
- 居家臨終陪伴的困難點
- 只要環境可以接受，「孤獨死」也不算壞
- 為高齡者規畫沒有無效醫療的安寧病房
- 促進居家臨終陪伴的關鍵是「死亡證明書」
- 實際上在阻礙善終的到底是誰？

司　儀　宮本禮子　醫療法人社團明日佳、櫻台明日佳醫院
失智症總合支援中心長、內科部長

與會者　大久保幸積　社會福祉法人幸清會、社會福祉法人大瀧福祉會　理事長
武田純子　老人安養院「福壽莊」　總合設施長
土田孝行　**RE・LIFECARE**公司　社長
訪視看護站「楓」　所長
北海道訪視看護站聯絡協議會　會長
宮本顯二　勞動者健康福祉機構・北海道中央勞災醫院　院長
北海道大學　榮譽教授

宮本禮子（以下簡稱禮子）：今天各位撥冗遠道而來，非常感謝大家。我國現在有八成的病患在醫院中過世，其它的兩成病患則在家中及安養設施中迎接長眠。從我眼裡看來，在醫院中過世的老人家，他們的狀態，怎麼看都無法用安詳來形容。

今天我想和抱有各自立場的專家們，一起以「阻礙安詳臨終的是什麼？」為主題進行討論，以釐清臨終期醫療的問題點和需要改進的課題所在。我宮本禮子和先生宮本顯

二，將會站在醫院的立場發言，希望大久保幸積先生則以老人特別安養中心的角度、武田純子從老人安養院、土田孝行先生從訪視看護的立場各自發表看法。

◆現今各種醫療設施的臨終陪伴情況為何？

禮子：首先請聊聊臨終陪伴的現況吧！

武田：我個人從二〇〇〇年起開始經營福壽莊系統共三個安養院所。職員共有四十二名，重度失能的失智症患者較多，失能度達到五級的人佔了三分之一。也會在安養院做臨終陪伴。

禮子：在安養院做安寧及臨終陪伴的老人是否增加了呢？

武田：整體是增加的。根據二〇一〇年老人安養院協會的問卷調查報告指出，所有的老人安養院中，大概有百分之十五的院所曾進行臨終陪伴，回覆問卷當時也正在進行。像我們這種獨立經營的老人安養院，為入住者服務直到做臨終陪伴的例子似乎更多。另一方面，失智症發展到重度時，也有不少安養院會把入住者轉移到法人特別安養中心或醫療機構去。

此外，說是有做過臨終陪伴，但是，指的是院內患者剛好往生，還是具有能夠做安寧照護和臨終陪伴的能力，和家屬、醫療機構共同輔助患者，這是完全不同的兩碼事。會積極地提供患者安寧照護的院所，很遺憾地，現階段非常地少。

禮子：那麼請教大久保先生，您的老人特別安養中心的情況是如何呢？

大久保：要說臨終照護有沒有增加，其實我認為各機構之間的落差都很大。有醫師固定駐院的特別安養中心，應該比較有可能提供這種服務。不過，如果是沒有駐院醫師的安養設施，只提供每週一至二次、一次數小時來探視入住者的健康管理情況的話，應該很少有在做安寧照護。因為原本特別安養中心所講求的服務，就是以安寧照護為目的來做人力配置。

特別安養中心常被人說是「最後的家」，想當然爾，不預先設想患者會在這裡過完人生最後階段是不行的。但是，機構裡的醫師對臨終期醫療在不在意，會決定他們是否要花心思做安寧照護。就算機構本身和家屬都希望患者能在長期生活的熟悉環境中往生，也還是要看機構駐院醫師的意思。現狀就是，駐院醫師的判斷，可以左右患者在哪裡過世。

禮子：也就是說權力都握在醫師手上，對嗎？

大久保：大多數特別安養中心的員工，都希望入住的患者能在原來的環境裡往生，但有時也只能眼睜睜看著患者無法如願，現狀是無能為力的。

禮子：謝謝您的分享！接下來想請教土田先生，訪問看護的立場呢？

土田：臨終期醫療在實際層面上，跟我們會有很多牽連的機會。我們那邊也是要看醫師的意思來進行。碰到的例子有：在家自己做臨終陪伴，在家裡往生的；也有送到醫療機構去，在那邊過世的。簡單來說，訪視護理師是以「主治醫師開立的訪問護士指示書」為準則，因此主治醫師或醫師所隸屬的機構在臨終期醫療上的方針，會大幅影響到患者是否能在家療養。

我自己在北海道的訪視看護站聯絡協議會擔任代表，但仍預定參與「臨終照護」＊學習會。配合國家政策的動向，各院所將來都能夠積極地推動患者在家做臨終安寧照護也說不定。

禮子：雖然說是要看醫師的意思，但也就是說，訪視看護站幾乎都有在做臨終陪伴，對嗎？

土田：正是這樣，不能說全部就是了。

禮子：曾碰過拒絕做臨終陪伴服務的例子嗎？

＊臨終照護（END OF LIFE CARE），在病患或高齡者在臨終時期提供的醫療、看護及照護。

土田：這還是一定會有，因為人手不足的關係。還有就是，就算訪視看護站很想配合患者本人和家屬的期望，但主治醫生如果說「還不到那個程度」的話，想在家做安寧照護就會很困難。不過在有限的條件下，其實還是有很多院所都願意盡其所能，盡量協助患者和家屬。

禮子：現在我們能看到的問題，就是想要在各自認同的地方做安寧照護，成不成還得看主治醫生點不點頭。

◆醫師無法得知患者本人的意願

大久保：在辦理住院的時候，醫師有問過患者本人的意願或想法嗎？

禮子：很遺憾，住在失智症病房的患者，還能講出自己想法的患者太少了。而在日本的醫院，一般不會特別問患者本人的想法或意見。為什麼呢，因為如果採納了患者的意見，等到患者本人亡故後，很有可能遭到家屬的抗議或非難，變成棘手的情況，因此醫院會把家屬的意見優先於本人的意願。

大久保：說真的，本人的意願跟想法才是最重要的。我母親在被宣告癌症末期的時候，跟我們說：「我很忍不了痛，讓我去醫院吧，就算大量鎮痛藥劑會弄得我意識不明也沒關係，拜託盡可能讓我不會痛。」那是我母親的願望。我父親也是死於癌症，但他的方式是接受訪視護理師的輔助，在家渡過最後時期。我想我母親是因為看到我父親在家飽受病痛折磨的模樣，才會覺得自己無法忍痛，做出要在醫院避免疼痛的決定。

禮子：原來是希望能消解痛苦，所以選了醫院。

大久保：正是如此。我母親所住的醫院，也很努力地達到她的期待。不過除了鎮痛之外，其它任何醫療都沒有做。因為她有這樣指示過。只要她本人這樣希望，那就算因為沒有多做治療而導致她較快過世，我們做兒女的也覺得沒關係。

武田：主要還是把本人不希望受苦的願望擺在前面啊。

大久保：是的。

武田：要怎麼樣才能打造出讓患者不會受折磨的環境，本來應該是最優先的考量，但以前我還在當護理師時，醫院都不管三七二十一，只肯埋頭積極花心思怎麼讓患者延命。我常常在心裡問：「這樣做到底是為了誰呢……」與其說延命是為了患者本人，說穿了，有獲得幫助跟好處的是醫院本身的經營面。那時我只能一直困惑：為什麼要這樣做呢，希望等我死的時候不會被弄成這樣。

禮子：我完全瞭解你的心情。

武田：而且，以前我在某家診所工作時，負責打掃跟整理庭院盆栽的八十歲老太太，曾這樣跟我說：「等我要死的時候，拜託你，不要幫我做那些東西。你要打幾瓶點滴都可以，但管子一根都不要。」我那時回答她：「阿姨，你的話我都聽到了，不過你這些話一定要跟家裡人講清楚喔。」我覺得在這方面，有必要創立出一個平台系統，讓相關者可以共同瞭解到患者本人的意見。

在我們安養院，平日生活時就會不斷試著去確認本人的想法。「怎麼樣的時候，你想要如何處理呢？」、「走的時候想在哪裡？想怎麼做呢？」我們會去問這類的問題。如果本人有說「我要一直都在這裡」，我們就會把它記錄下來。

禮子：在大久保先生那邊，家屬的意見是怎樣的呢？

大久保：有相當多家屬提出要求，想讓患者能夠在長住的機構裡辭世。在來回進出醫院幾次，到了臨終期的時候，家屬常說：「下次不要再送醫院了，能不能就讓他在這裡待著？」

另一方面，很多情況下，醫師在診斷後會認為「這位病患的狀態，需要轉送到醫院治療」，如果家屬強烈要求把患者留下來，我們也只能把家屬的想法轉達給醫師，有些醫師會體諒家屬的心情，接納他們的要求，但也很多時候會換來醫師的冷眼相待，扔一句「以後會怎樣我都不負責了」。雖然會吃人臉色，但只要家屬要求，我們都會盡力多爭取一點希望。但事實上真的曾發生過沒有轉送醫院，導致患者病故的情況，所以醫師要是放話說他不管了，機構裡的看護師都會很不安。

◆為了不輕易選擇「主動臨終期」

禮子：關於失智症仍在發展期間的醫療，您是怎麼想的呢？

武田：我覺得要看病狀本身。比方說患有失智症，但還不到臨終期的病患，如果發生腦中風，那就要接受腦中風治療，這是一定的。

禮子：說的是。

武田：這是為了要保護可貴的生命。就算失智症有朝一日會造成患者吞嚥障礙，間接導致患者因各種併發症死亡，這是無可奈何的事，但是，認為反正有失智症而放棄其它疾病的治療是不對的，醫療要用在正確的地方。面對失智症患者，只要多帶一分憐惜的心，任何時候都盡量不要造成他們額外的痛苦，我覺得這份體貼是很重要。

禮子：這是最大的前提呢。

武田：現在有個詞叫做「主動臨終期」，這和「反正得了失智症，已經註定無藥可救了」的思維其實是不一樣的東西。

禮子：為了避免「主動臨終期」，失智症患者的病情到底是不是真的發展到臨終期，有必要仔細嚴謹地加以判斷。

◆醫院與安養院所的人員，思考大不同

禮子：只要醫師願意配合，護理師或看護都願意進行臨終陪伴嗎？

大久保：機構本身就是患者最後的家，只要醫生同意配合的話，機構很願意做臨終陪伴。

禮子：拿醫院裡的失智症病房來說，護理師和看護們都不喜歡做臨終陪伴的樣子。最近終於能夠在失智症病房為患者送終，但直到前一陣子，都還會有員工不滿地要求：「需要臨終陪伴的送去內科病房啦！」連醫院的風氣都這樣，沒有醫師在、護理師也很少，幾乎只有看護的院所環境裡，我想，要做臨終陪伴是很辛苦的。所以就算家屬主動提出希望院所接受臨終陪伴，預想中大概很有可能院所會婉拒，說明院所職責不包括送終。那麼，實際上是怎麼樣的呢？

武田：可能會把這當成工作，盡力去做。此外，視院所裡的人對入住者的重視度，

反應大概會有所不同。

大久保：在我們機構裡，曾發生過患者不慎摔倒骨折，轉送到醫院去治療的例子。結果院所裡的員工趁休假時去醫院探病，看到自家的患者被綁在床上的模樣，回來後直嚷著：「就不能想個辦法讓他趕快出院嗎！」這種話我經常聽到。此外也常見到院所的員工，主動用自己的休假去探病，看看心裡惦記的病患現在怎麼樣了。

禮子：心態和醫院的護理師或看護非常不同呢。

武田：因為院所非常重視員工和入住者之間的關係，會去努力思考怎麼讓患者達到更好的狀態。有時患者轉送到醫院，那邊的護理師反應太難餵食（因為福壽莊的患者都未施作胃造口），我們員工甚至還曾跑去醫院負擔餵食的工作。

禮子：是否因為醫院和院所各自和病患相處程度有差，才會在態度上造成這麼不同的結果呢？

武田：因為醫院的工作是提供醫療行為，而院所的工作是打點患者的生活。我覺得這是兩種打從根本上就不同的內容。

禮子：我原本還篤定臨終陪伴這麼辛苦的工作，院所的看護們一定會斷然認為「這是醫院的工作！」而加以拒絕呢。事實上竟然是相反的。

大久保：如果患者到醫院去後，也能夠有個好的善終，院所的員工也就能安心地把患者交給醫院了。

禮子：實在是太愧對大家了。這實在是一個根本上的問題啊。土田先生，能否為我們聊聊以前在醫院工作時的經驗呢？

土田：我以前是在加護病房值勤，所以一向就秉持全力急救、全力救命的方針。就醫院的情況來說，護理師在見到剛從家裡移送至醫院的患者，他們看的是病名、病徵，對患者的生活可說才剛要接觸到。但我們訪視護理師或院所的員工，是進入他們的生活中，看到的是患者的整體，工作和他們的生活息息相關。因此我們會盡量為患者、家屬著想，依照他們的期待去進行。這和醫院護理師的業務內容是不同的。

在加護病房工作時，一個星期裡不知道要送走多少人的生命，感情會變得麻木，誰過世了，也只是一句話，在那裡，我感到生命被視為名詞，患者被當作一個東西來對待。無法忍受那種環境，是我成為訪視護理師的原因之一。那是在一九九七年的時候，我發現，訪視護理師可以實質上去支持患病人士的生活，這是在醫院工作所得不到的體驗。一樣是護理師，但為患者送終的形態和心情卻天差地別。我現在是在患者的生活中，陪伴他們走完最後的路。

禮子：也就是說，醫院裡的護理師和協助居家醫療的護理師，對臨終陪伴的想法是不一樣的，對嗎？

土田：與其說兩者是否不一樣，根本是連有沒有關係都有待討論。

武田：不過，待在醫院那種具有功能性的地方，工作的人也會因為環境的機能而有態度上的改變，多少一定會的。

大久保：我倒覺得應該沒什麼差。應該像是，有些護理師適合在醫院工作、有些護理師適合在安養院所工作，這樣比較對。院所裡的護理師和看護，對於患者的生命逐漸枯竭、即將面臨結束，比較沒有抗拒感。但在看到患者承受我們無能為力的痛苦時，難免會覺得果然還是要仰賴醫療的力量才對。

有醫師能給予指示，達到良好的合作效果的話，臨終陪伴可以做到很好，相信也就不會有人抗拒接下這份工作了。比起臨終陪伴，在院所裡最可憐的是患者突然亡故的情況，感到挫敗的員工們都會很難受。

◆達到減少點滴的共識

宮本顯二（以下簡稱顯二）：因為高齡患者本身表示「讓我不要受苦地死」，所以就在患者無法進食之後，連點滴都不太打、也不做經腸道營養，說真的，目前這種做法還很難被接受。我覺得這裡會是一個很大的難題。要是有哪裡的學會願意出來做個醫療指南就好了。

禮子：訪視護理師對臨終期的點滴量有什麼看法呢？

土田：我感覺到醫師們的思想近來開始有改變了。很多醫師會開始向我們這些在現場親身去看、去體會的人徵求意見。從我們對患者觀察到的徵狀，去預測患者接下來身體的變化。當我們說：「可是醫生，這樣會不會變成那種狀況呀？」醫師也會回問：「減少點滴量比較好嗎？」訪視護理師再表達「是的」。可以達到這種相互配合的結果。

禮子：以前沒辦法提出意見嗎？

土田：以前的話，大多是講完病狀後，醫師就叫家屬把患者送到醫院來。一邊叫我們「有什麼想法盡管說」，一邊根本就不會真的採納，很多緊急的情況，訪視護理師的回報都被置之不理。但現在，我們已可以用護理師的身分來衡量判斷，並把對患者今後身體狀況的預測告知醫師。這也能讓患者和家屬感到安心，包含安穩的臨終陪伴在內，訪視護理師的系統正在逐漸成熟。

大久保：會尊重訪視護理師意見的，都是拼命在做居家臨終陪伴的醫師啦。連配置到安養院所探視診察的醫師，一聽到患者有什麼狀況，也都是叫人帶到他隸屬的醫院去再說。這種情況簡直壓倒性地多。

土田：我們那邊現在開始有利用訪視護理師來做臨終期居家照護的例子。原本救急型醫院的醫師和家屬說明患者的情況已經沒辦法醫治，家屬還是堅持在醫院能做多少做多少。

後來住院期間，家屬和醫師討論過無數次後，終於決定改回居家療養。現在患者的狀況穩定下來。家屬已經做好在自家為患者送終的覺悟，和醫師的互動關係也很好，打算就在家裡平靜地迎接臨終階段。

武田：我想要打造一個舒適溫馨的環境，讓失智症患者的最後一刻來臨時，看護和家屬能一起向患者說聲：「你好努力，辛苦了！」目送患者踏上下一段旅程。在我們安養院，不做點滴也不做任何其它的介入，讓患者吃少量的溫軟食物，水分也一天天降低，五百毫升、隔天三百毫升，漸漸地患者會幾乎不再喝水。被這樣照料的患者，身體不會浮腫，也不需要抽痰，到了生命的句點也能保有莊嚴和體面。

有一位患者的家屬曾這樣說：「沒想到也有這樣的臨終陪伴，能夠一起努力支持我母親獲得圓滿的善終，我由衷感到很慶幸。」

◆居家臨終陪伴的困難點

土田：最近，當負責到府訪視患者的醫師不在時，有個由代班醫師運用網路進行問診的醫療支援系統。

禮子：因為只有一位醫師真的不夠。

土田：當聯絡不上主治醫師時，家屬都會陷入焦慮中。說一件去年八月時的事，我接到一通電話，對方說早上起床發現先生已經過世。我第一句話就是回她：「先不要打一一九。」為什麼呢，因為當救護車趕到，判定當事人已經死亡的時候，就會通知警察過來檢視跟調查。

禮子：光是家人突如其來地過世，全家就已經一片大亂了吧。要是這時還有警察登門來問話……實在不是什麼安穩的善終。

土田：正是如此。

禮子：高齡者族群裡，不時會有這種預料之外的往生。在醫院裡也常有患者在半夜過世的例子。

土田：所謂在醫院過世比較讓人安心，大概指的也就是這件事了。

顯二：目前好像都還沒聊到和警方檢視、確認有關的話題。因為大部分患者都是在醫院過世的。

大久保：也因此，特別安養院才會建議家屬讓患者在醫院做臨終。

土田：不管是在安養院所、家裡或在哪裡往生，讓患者能夠安心瞑目是最重要的。

◆只要環境可以接受，「孤獨死」也不算壞

顯二：最近常有關於「孤獨死」的新聞報導。我常思考：「孤獨死真的有那麼可憐嗎？」各位有什麼想法呢？

大久保：可憐或不可憐，都只有本人才能下定論。

顯二：正是如此。但媒體總是在強調孤獨死有多可憐，政府或社會必須做點什麼。

大久保：依自己的意願選擇一個人生活，最後是帶著滿足的心情往生的也說不定。

禮子：因為有些人就是想要自己獨立生活啊。

顯二：反過來說，瀕危時也不會被人叫救護車送到醫院，不會被裝上一些莫名奇妙的呼吸器或管子。

土田：比起怪異的永生，還不如孤獨死比較好。

顯二：正是如此。我覺得在這方面，媒體太過於高談闊論，講的都是很不實際的漂

亮話。

大久保：他們一定是把「孤獨死」和「寂寞」、「孤單無助」畫上等號了。假設有個人單獨住在深山裡，確實有可能哪天他往生了，也不會有任何人發現。如果是這種情況，我倒覺得那樣也沒什麼不好的。

土田：這是很好的善終啊。

顯二：話是這麼說，但或許有些狀況真的是「本人感到不願意的孤獨死」。像是臨終時很希望有家人環侍在側，為自己送終，但因為以前做了太多不像樣的事，現在誰都不想再理自己了……這種例子裡，雖然當事者可能不願意面臨孤獨死的結果，但那也是誰都幫不了他的事。說穿了，孤獨死很多是和當事者的人生有關。所以，不管當事者願不願意，一個人默默地往生並不算什麼壞事。倒是這些媒體太見縫插針了。

武田：說真的，人類不可能真的變得完全孤獨。為什麼呢，因為他人生中一定也會多少認識別人，家附近也一定有鄰居。只要和這些人有些連繫，就不可能會孤獨死啊。在血緣上可能有所謂的天涯孤獨一人，但實際上是不會有誰真的身邊沒有任何人的。

禮子：也就是說，問題終究是出在本人身上。

顯二：我是覺得仔細想想，意外地，孤獨死也還不錯。至少不是什麼壞事。

◆為高齡者規畫沒有無效醫療的安寧病房

禮子：如果可以的話，我很想在醫院裡打造高齡患者專屬的安寧病房，不進行任何無效醫療，能夠妥善地為患者做臨終的安寧照護。這樣一來，也能預防未來病床數不足的問題。

大久保：真的很需要不進行過度醫療的醫院。

武田：說到高齡者的安寧病房，現在不是有類似那種的嗎？讓很多癌症末期的患者能夠聚在一起生活的安寧療養院。這種不是原來的醫療體制內會有的東西，但我一直認為很有其必要。那種在家裡由家人怎麼努力都照料不妥善，也已經被判定不再需要進行治療的患者，大家聚在一起生活，由醫師和訪視護理師進行到府探視診療。這是一個方法。畢竟也無法要求蓋更多醫院或安養院。生於團塊世代的我們，活要怎麼活、死要怎麼死，大家真的有必要找個地方坐下來，集思廣益，好好商量討論。

◆促進居家臨終陪伴的關鍵是「死亡證明書」

土田：如果判定死亡可以不必一定要醫師來做的話，居家做臨終陪伴的風氣應該會為之一變。

禮子：原來如此。

武田：那應該要誰來開立才好呢？在美國的安寧照護服務系統裡，據說不必醫師，只要護理師就可以開立死亡證明書了。

土田：要說到醫師以外的人，應該也就只有交給護理師了吧。

禮子：當患者亡故的情況下，如果醫師不必馬上趕到，只要隔天到就行的話，我覺得安養院或自家做臨終陪伴的人就會增加。現今的情況是，患者往生後，醫生就必須立刻趕到，我以前還碰過家屬不滿地說：「什麼？居然要三個小時才來！」像這種制度不改變是不行的。

土田：以前我碰過一位患者在天還沒亮的時候往生，家屬和醫師聯絡時說「醫生您慢慢來，天亮了再出發就好」、「早上請寬心用過早餐再來」，我倒是馬上就到了，但醫師還沒來，我也不能先為死者清潔跟整理，只好和家屬一起傻等醫師。

禮子：預測患者近期內就會往生的情況，如果大家都有同樣的心思就好了。不管是在家也好、在醫院也好、安養院所也好。

土田：與其說「覺悟」、「理解」，還不如說大家要有「接納」的心。如果在面臨那一刻前，大家都努力到自己能接受的程度了，才能真的迎接一個功德圓滿的善終。

◆實際上在阻礙善終的到底是誰？

禮子：就算再怎麼跟家屬說明疾病的發展跟結果，還是有人會說：「我無法想像我父母會有死的一天，總覺得那應該是別人家才會發生的事。」

土田：去確認家屬對醫院提出的說明理解到哪個程度，我覺得也是訪視護理師的職責之一。像是「我想醫師應該是指狀況會變成某某情況」之類的說法，用誘導思考的方式幫助家屬理解。

武田：醫師要先下一個大結論是很重要的。沒有醫師在上面壓陣，做總體定論的話，護理師跟看護什麼都動不了。

禮子：如果醫師本身沒有這個認知的話，什麼都很難起頭。

土田：要問我到底是什麼在阻礙平靜安詳的善終，我第一個想到的就是醫師。護理師是依醫師的指示去進行各種照護。所以最開頭需要醫師去瞭解善終是多重要的事，一切才有可能開始改變。而且患者和家屬的最大希望都是放在醫師身上，醫師怎麼說，左右了患者和家屬未來的思考方向。

禮子：不過，要怎麼做才能改變這些醫師的想法呢？醫院的醫師，甚至護理師、看護的觀念都很保守，大家都只想明哲保身，不想對以往就在做的事進行任何改變。

顯二：恐怕只有由我們協會（高齡者臨終醫療思考協會）帶頭發聲了。

禮子：到了最後的總結時間。今天透過座談會請教了諸位專業人士的意見與看法，我的感想是：「實際上在阻礙平靜善終的，會不會就是醫師本人呢。」一如大久保先生所說的「如果患者到醫院去後，也能夠有個好的善終，院所的員工也就能安心地把患者交給醫院了」，實在是當頭棒喝。身為一個醫療從業人員，我感到十分羞愧。不管場所是在哪裡，高齡患者都有權利迎接一個安穩平靜的死亡。也因此，不從醫院本身開始改變高齡者的臨終期醫療，就不會有顯著的改變。高齡患者需要更適當、既不過多干涉，也不能疏於輔助的醫療內容。只有妥善的醫療規劃，才能讓高齡者能夠放心地邁向人生的終點。

今天有幸得知各位寶貴的意見，實在感謝之至。

結　語

高齡者醫療的未來發展

- 探索臨終期醫療的趨勢
- 優秀的日本全民健保制度
- 平和年代所帶來的希望

探索臨終期醫療的趨勢——Ⓚ

我們兩人在二〇〇七年遠行至斯德哥爾摩（瑞典）見到當地的高齡者醫療，進而開始從頭開始審視日本的高齡者臨終醫療。而直到本書付梓，中間竟也匆匆過了八年時光。這八年裡，日本的高齡者醫療趨勢，從一面倒地延命至上，逐漸有了重視緩和醫療的新趨勢。

日本厚生勞動省，在二〇〇七年時頒布「臨終期醫療判定流程指南」，公開訂定各種包括醫療行為開始／不開始、醫療內容變更、醫療行為中止等等，關於臨終期醫療及照護方針的判定程序。隔年四月起，醫師如主動與患者或家屬進行臨終期醫療方針的討論及訂定，並製作為書面報告，則可由健保給付酬勞，原本這股預立醫療決定指示書的風氣有望一舉打開，但很遺憾地，該制度推行後僅僅三個月便告休止了。

另一方面，醫學界也開始趨於認同「尊嚴死」的概念。二〇〇七年日本救急醫學會發表了「救急醫療之臨終期醫療相關建言（指南）」，在匯集一定的條件下，可以主動中止人工營養補給、人工呼吸器等延命措施。二〇一二年則是由日本老年醫學會提出「高齡者臨終期醫療及照護」報告，表明學會的立場。該份報告修訂自十年前發表的初版，內容極具劃時代的力量，提出的論點在高齡者臨終期包括胃造口等醫療上，或可達到減少、甚至可能加以中止的結果。其內容也在全國性的新聞、報紙上大幅報導。再隔年，日本腎透析醫學會發表「需進行腎透析之患者，若進入無治癒可能的臨終期，經患者本人或家屬協議決定，可選擇放棄腎透析醫療（尊重本人及家屬意願）」言論，到了二〇一四年，公開提出「進行、中止維生血液透析療法之意願判定流程建議」。

國會也開始有所動作，著手修訂法案，以達到能在醫療上尊重患者本人意願的結果。超黨派集團更從二〇一二年開始準備推動「尊嚴死法案」（就臨終期醫療面採納並尊重患者本人意見的法案）。簡單來說，十五歲以上的患者如果留下書面資料表明不願意進行延命醫療時，醫院須尊重患者的意願不進行、抑或中止進行中的醫療行為。

本法案只保障留有書面資料的患者。但是，事後受到諸如「要死要活還得由國家來許可太荒謬了」、「就算當初有留下文件表示想要尊嚴死，但誰能擔保進入臨終期後患者有沒有改變心意」、「事到臨頭想要跟患者再確認，但患者已經意識不清無法回答了，還不是等於沒有」等等批判與爭議，至今這份草擬法案仍未能在國會上提出（至二〇一五年五月十五日現在）。

對於這個法案，我個人認為有二大隱憂。一個是：具有正確判斷臨終期能力的醫師人數。在法條化之後，臨終期的定義必須在判斷上明訂出基準，在該草擬法案中，判斷臨終期的診斷與程序，需要經過複數醫師進行。確實，是否到了臨終期，需要非常審慎地判斷，但就現今日本醫療現況來說，正常情況下主治醫師只會有一位。如果需要複數的醫師來判斷臨終期，意即會有其它平日不熟悉這位患者情況的醫師加入判斷。對該位醫生來說，要判斷出初次診察的新患者是否確實進入臨終階段，又談何容易呢。就算是在醫院，除了對某位患者組成醫療團隊的例子以外，要有複數的醫師來合作判斷臨終期，就現實面來說是極難施行的構想。因此個人在此提出意見，草擬法案中「臨終期之判斷需由複數醫師與護理師共同進行」項目應予以修改。

另外一項，是本法案中，對於事前曾表示選擇尊嚴死，但未留下書面資料的患者，未能予以保障，此結果很有可能使因故未能留下書面資料的患者被迫承受許多無效醫療。法案中應修改細項，讓未能留下書面證明的患者，也能透過旁人佐證，保障其尊嚴死的權利。

如上述內容，如果法案不夠清楚、詳盡，僅以原來的初步構想去進行，反而有無法達到尊嚴死的危險性。我等認為，為了落實患者及家屬選擇尊嚴死的權利，與其埋頭訂定相關的法律條款，更應在社會上疾聲呼籲：在人類生命的終段施以無效的醫療干涉有違倫理人權。若能促進此一社會共識，相信在推動上會更加有顯著效果。

在新聞媒體上，近幾年越來越常看到胃造口、高齡者臨終期醫療等相關報導。而其中大家對社會共同拋出的問提就在於：患者本人是否真的希望接受延命醫療呢？

在十數年前，曾有進行臨終陪伴、讓患者自然往生的醫師，在全國性的報紙上被指稱為殺人魔、兇手。如今風向一變，新聞媒體競相肯定臨終陪伴與自然往生，讓人頗有恍如隔世之感。

優秀的日本全民健保制度——

從我們行走六國，見習當地院所的高齡者醫療觀之後，我們注意到對於日本高齡患者緩和醫療的欠缺及必要性，還有涉及臨終期延命的問題。但是，從中也再度認知到日本醫療的進步與制度上的優點，這是不爭的事實。任何國家的醫療制度都必定有其優、缺點。美國有很多人未加入國家保險，因此造就了很多因為高昂醫療費而破產的患者。也因此，美國在二〇一四年開始推動醫療保險制度改革法（俗稱「歐巴馬照護」），但據說在實際面上並未起到改善效果，反而使狀況混亂惡化了。此外，在我見識過的各國醫療院所中，不管哪個國家，從有病徵到實際就診都需要等上很長一段時間。有多久呢，在瑞典，甚至需要特別訂立法案，保障患者在七天內可得到衛生所的初部診視，當衛生所判定為有必要進一步診療的時候，九十天內可得到至專科受診的機會，如果沒有法律來保障，受診簡直遙遙無期。

在日本，如果沒有其它特別要求，可以自由選擇醫療機構就診，專門性的檢查也是想做就可以馬上進行。況且，國民可以用極為低廉的價格享受到高端的醫療技術。這是因為日本的醫療制度採取全民健保的方式，以非營利、大眾性、公平、平等為基本理念的關係。日本能成為世界第一長壽國家，正是受惠於全民健保制度。為了讓我國（日本）傲視全球的健保制度不致遭到破壞，針對高齡者臨終期的醫療內容，我們必須一再加以審視與討論。

平和年代所帶來的希望——Ⓚ

在二〇一三年的統計資料中，日本男性的平均壽命已超過八十歲，而女性平均壽命更是超過了八十六歲，是世界上最長壽的國家。根據二次大戰結束兩年後，一九四七年的統計資料，日本人男女平均壽命是超過五十歲。到現在不過僅僅七十年不到，國民平均壽命竟增加了一．六倍以上。這當然是託進步的醫療、飲食生活的提升、衛生環境的改善……等等之賜，但也不可忘記，這是因為我們活在一個平和的年代。

在二〇一四年的國民普查中，有百分之八十三的國民表示：重生的話，也還要生在這裡。正因為我們有幸降生於一個優秀的環境中，那麼就更應該善待自己到最後。為了這個遙遠的目標，我們豈不是更應該好好地思考，究竟自己的人生應該怎麼做，才能畫下一個完美而圓滿的終點。

参考書目

『高齢者医療の倫理　―高齢者にどこまで医療が必要か―』橋本肇／中央法規出版／2000年8月
『延命医療と臨床現場　―人工呼吸器と胃ろうの医療倫理学―』会田薫子／東京大学出版／2011年7月
『「平穏死」のすすめ　―口から食べられなくなったらどうしますか―』石飛幸三／講談社／2010年2月
『こうして死ねたら悔いはない』石飛幸三／幻冬舎ルネッサンス／2013年2月
『「平穏死」という選択』石飛幸三／幻冬舎ルネッサンス／2012年9月
『大往生したけりゃ医療とかかわるな　―「自然死」のすすめ―』中村仁一／幻冬舎新書／2012年1月
『「平穏死」10の条件　―胃ろう、抗がん剤、延命治療いつやめますか?―』長尾和宏／ブックマン社／2012年7月
『家庭のような病院を　―人生の最終章をあったかい空間で―』佐藤伸彦／文藝春秋／2008年4月
『定本　ホスピス・緩和ケア』柏木哲夫／青海社／2006年6月
『スーパーモデル・スウェーデン　―変容を続ける福祉国家―』渡邉芳樹／法研／2013年5月
『日本の医療　―制度と政策―』島崎謙治／東京大学出版会／2011年4月
『死とどう向き合うか』アルフォンス・デーケン／NHK出版／2011年9月
『米国ホスピスのすべて　―訪問ケアの新しいアプローチ―』黒田輝政、服部洋一／ミネルヴァ書房／2003年3月
『自分で決める人生の終い方　―最期の医療と制度の活用―』樋口恵子（編）／ミネルバ書房／2014年6月
『大介護時代を生きる　―長生きを心から喜べる社会へ―』樋口恵子／中央法規／2012年12月

『安らかな死を支える』柏木哲夫／いのちのことば社／２００８年７月
『家で看取るということ　―末期がん患者をケアする在宅ホスピスの真実―』川越厚、川越博美／講談社／２００５年７月
『人が生き、死ぬということ　―19歳の君へ―』日野原重明（編）／春秋社／２００８年８月
『終末期医療とリビング・ウィル　―安らかな最後を迎えるために―』大野竜三／特定非営利活動法人ミーネット／２００６年９月
『それでもわが家から逝きたい　―在宅介護の現場より―』沖藤典子／岩波書店／２０１２年12月
『沈みゆく大国　アメリカ』堤未果／集英社新書／２０１４年11月

作者夫婦前往見習的院所官網（僅列出查證過的院所）

●澳洲・墨爾本

緩和醫學中心「BANKSIA」/Banksia Palliative Care Service
http://www.banksiapalliative.com.au/

安寧照護醫院「CARITAS CHRISTY」/Caritas Christi Hospice
https://www.svhm.org.au/patients/Pages/CaritasChristiHospice.aspx

照護之家「亞西西義大利社區收容中心」/Assisi Italian Aged Care Centre
http://assisicentre.com.au/

照護之家「瓦西之家」/Vasey House
https://www.agedcareguide.com.au/facility_details.asp?facilityid=15609

●奧地利・維也納

照護之家「豪薩之家」/Wiener Pensionisten Wohnhäusern

http://www.kwp.at/startseite.aspx

照護之家「聖卡特林那之家」/Haus St. Katharina

http://www.seniorenheim.at/pflegeheime/start7/heime_detail.asp?heim=Haus+St%2E+Katharina%2C+Barmherzige+Schwestern+Pflege+GmbH&ID=1117&stadt=Wien

維也納森林老年疾病中心 / Geriatriezentrum Am Wienerwald

http://www.wienkav.at/kav/gzw/

●荷蘭・阿姆斯特丹

失智症專科照護之家「AMSTA」(Amsta) http://www.amsta.nl/nl/1646-home.html

●美國・橘郡

高齡者安養照護機構「LAS PALMAS」/Las Palmas

http://www.vintagesenior.com/las-palmas/

高齡者安養照護機構「LEGACY」/The Vintage Senior Living at The Regency

http://www.seniorhomes.com/f/ca/vintage-at-the-regency-laguna-woods/

高齡者安養照護機構「陽光之家」/Atria Del Sol

http://www.atriaseniorliving.com/

失智症專科安養機構「SILVERADO」/Silverado

http://www.silveradocare.com/silverado—locations/california/tustin/tustin/

高齡者社區「陽光海岸」/Casta del Sol

http://www.castadelsol.com/custom_page.php?page_id=1

照護指南

オーストラリア「高齢者介護施設における緩和医療ガイドライン」/Guidelines for a palliative approach in residential aged care.

https://www.nhmrc.gov.au/guidelines-publications/ac15

ＰＯＬＳＴ（醫師指示書）

アメリカ、ポートランド、ＰＯＬＳＴ

http://www.or.polst.org/

日本臨床倫理学会「日本版ＰＯＬＳＴ」

http://www.j-ethics.jp/

日本病院協会　終末期医療の指針

http://www.ajha.or.jp/voice/pdf/071219_1.pdf

『５つの願い　－たったひとつの質問から幸せな人生が手に入る本－』ゲイ・ヘンドリックス（著）、山川紘矢・亜希子（翻訳）／ぶんか社／２００８年5月

引用論文

Gillick MR. Rethinking the Role of Tube Feeding in Patients with Advanced Dementia. N Engl J Med 2000; 342: 206–210.

Zerwekh JV. The dehydration question. Nursing 1983; 13: 47–51

Printz LA. Is withholding hydration a valid comfort measure in the terminally ill? Geriatrics 1988; 43: 84-88.
McCann RM et al. Comfort care for terminally ill patients. JAMA 1994; 272: 1263-1266.
Elliott, JR et al. Anaesthetic action of esters and ketones: evidence for an interaction with the sodium channel protein in squid axons. J Physiol 1984; 354: 407-418
Majeed NH et al. Brain and peripheral opioid peptides after changes in ingestive behavior. Neuroendocrinology 1986; 42: 267-272.
Takahashi H et al. Influences of water deprivation and fasting on hypothalamic, pituitary and plasma opioid peptides and prolactin in rats. Physiology & Behavior 1986; 37: 603-608.
Murphy LM et al. Percutaneous endoscopic gastrostomy does not prolong survival in patients with dementia. Arch Intern Med 2003; 163: 1351-1353.
Casarett D et al. Appropriate use of artificial nutrition and hydration — fundamental principles and recommendations. N Engl J Med 2005; 353: 2607-2612.
Li I. Feeding tubes in patients with severe dementia. Am Fam Physician 2002; 65: 1605-1610.
Finucane TE, Bynum JP. Use of tube feeding to prevent aspiration pneumonia. Lancet 1996; 348: 1421-1424.
宮本礼子　他、オーストラリアの認知症緩和医療、北海道医報、２００９、1089: 24-27.
宮本礼子　他、終末期患者の尊厳を守る取り組み−生命維持治療のための医師指示書（ＰＯＬＳＴ）−、北海道医報、２０１２、1122: 18-21.
宮本礼子、宮本顕二、認知症における経管栄養の是非を議論する時ではないか、日本認知症学会誌、２００９、23; 64-65
宮本礼子　他、カリフォルニア高齢者コミュニティ、北海道医報、２０１４、1146: 20-23.

謝辭

在本書的最後，我想向《讀賣新聞》出版社的藤田勝與神宮聖先生道謝，謝謝他們給與我們機會，在《讀賣新聞》的醫療新知網站「yomiDr.」上連載「現在就來思考高齡者的臨終醫療吧！」專欄。

此外，為出版本書盡心盡力的朔工作室編輯吉田香先生、松本紀子小姐，中央公論新聞社的堀間善憲先生，還有協助我們達成位於美國加州橘郡的高齡者社區訪問之行的豬熊夫婦，在此，請容我們夫婦再次致上由衷的感謝。

國家圖書館出版品預行編目資料

不在病床上說再見：帶著尊嚴離開的臨終選擇 / 宮本顯二，宮本禮子著；高品薰譯. -- 初版. -- 臺北市：啟示出版：家庭傳媒城邦分公司發行, 2016.11
面；　公分. --(Talent ; 38)

譯自：欧米に寝たきり老人はいない：自分で決める人生最後の医療

ISBN 978-986-93125-3-0 (平裝)

1.生命終期照護　2.安寧照護　3.老人養護

419.825　　　　105019472

Talent系列038

不在病床上說再見：帶著尊嚴離開的臨終選擇

作　　者／宮本顯二，宮本禮子
譯　　者／高品薰
企畫選書人／李詠璇
責任編輯／李詠璇

版　　權／吳亭儀
行銷業務／王　瑜、莊晏青
總 經 理／彭之琬
事業群總經理／黃淑貞
發 行 人／何飛鵬
法律顧問／台英國際商務法律事務所羅明通律師
出　　版／啟示出版
台北市 104 民生東路二段 141 號 9 樓
電話：(02) 25007008　傳真：(02)25007759
E-mail:bwp.service@cite.com.tw
發　　行／英屬蓋曼群島商家庭傳媒股份有限公司 城邦分公司
台北市中山區民生東路二段141號2樓
書虫客服服務專線：02-25007718；25007719
服務時間：週一至週五上午 09:30-12:00；下午 13:30-17:00
24 小時傳真專線：02-25001990；25001991
劃撥帳號：19863813；戶名：書虫股份有限公司
戶名：英屬蓋曼群島商家庭傳媒股份有限公司城邦分公司
訂購服務／書虫股份有限公司客服專線：（02）2500-7718；2500-7719
服務時間：週一至週五上午 09:30-12:00；下午 13:30-17:00
24 時傳真專線：（02）2500-1990；2500-1991
劃撥帳號：19863813 戶名：書虫股份有限公司
讀者服務信箱：service@readingclub.com.tw
城邦讀書花園：www.cite.com.tw
香港發行所／城邦（香港）出版集團有限公司
香港灣仔駱克道 193 號東超商業中心 1 樓；E-mail：hkcite@biznetvigator.com
電話：(852) 25086231　傳真：(852) 25789337
馬新發行所／城邦（馬新）出版集團 Cite (M) Sdn. Bhd.
41, Jalan Radin Anum, Bandar Baru Sri Petaling, 57000 Kuala Lumpur, Malaysia.
Tel: (603) 90578822　Fax: (603) 90576622　Email: cite@cite.com.my

封面設計／李東記
排　　版／極翔企業有限公司
印　　刷／韋懋實業有限公司

■ 2016 年 11 月 29 日初版
■ 2021 年 1 月 4 日初版 4 刷
定價 340 元　　Printed in Taiwan

OUBEI NI NETAKIRI ROJIN WA INAI
BY Kenji MIYAMOTO and Reiko MIYAMOTO

城邦讀書花園
www.cite.com.tw

 ISBN 978-986-93125-3-0

啟示出版 Apocalypse Press

廣　告　回　函
北區郵政管理登記證
北臺字第000791號
郵資已付，免貼郵票

104　台北市民生東路二段141號2樓

英屬蓋曼群島商家庭傳媒股份有限公司城邦分公司　收

請沿虛線對摺，謝謝！

啟示出版 Apocalypse Press

書號： 1MB038　　書名：不在病床上說再見

請於此處用膠水黏貼

啟示 Apocalypse Press 出版

讀者回函卡

感謝您購買我們出版的書籍！請費心填寫此回函卡，我們將不定期寄上城邦集團最新的出版訊息。

姓名：＿＿＿＿＿＿＿＿＿＿ 性別：□男 □女

生日：西元＿＿＿＿年＿＿＿＿月＿＿＿＿日

地址：＿＿＿＿＿＿＿＿＿＿

聯絡電話：＿＿＿＿＿＿＿＿ 傳真：＿＿＿＿＿＿＿＿

E-mail ：

學歷：□ 1. 小學 □ 2. 國中 □ 3. 高中 □ 4. 大學 □ 5. 研究所以上

職業：□ 1. 學生 □ 2. 軍公教 □ 3. 服務 □ 4. 金融 □ 5. 製造 □ 6. 資訊
□ 7. 傳播 □ 8. 自由業 □ 9. 農漁牧 □ 10. 家管 □ 11. 退休
□ 12. 其他＿＿＿＿＿＿＿＿

您從何種方式得知本書消息？

□ 1. 書店 □ 2. 網路 □ 3. 報紙 □ 4. 雜誌 □ 5. 廣播 □ 6. 電視
□ 7. 親友推薦 □ 8. 其他＿＿＿＿＿＿＿＿

您通常以何種方式購書？

□ 1. 書店 □ 2. 網路 □ 3. 傳真訂購 □ 4. 郵局劃撥 □ 5. 其他＿＿＿＿

您喜歡閱讀那些類別的書籍？

□ 1. 財經商業 □ 2. 自然科學 □ 3. 歷史 □ 4. 法律 □ 5. 文學
□ 6. 休閒旅遊 □ 7. 小說 □ 8. 人物傳記 □ 9. 生活、勵志 □ 10. 其他

對我們的建議：＿＿＿＿＿＿＿＿＿＿

＿＿＿＿＿＿＿＿＿＿

＿＿＿＿＿＿＿＿＿＿

請於此處用膠水黏貼